essentials

Essentials liefern aktuelles Wissen in konzentrierter Form. Die Essenz dessen, worauf es als „State-of-the-Art" in der gegenwärtigen Fachdiskussion oder in der Praxis ankommt. Essentials informieren schnell, unkompliziert und verständlich.

- als Einführung in ein aktuelles Thema aus Ihrem Fachgebiet
- als Einstieg in ein für Sie noch unbekanntes Themenfeld
- als Einblick, um zum Thema mitreden zu können.

Die Bücher in elektronischer und gedruckter Form bringen das Expertenwissen von Springer-Fachautoren kompakt zur Darstellung. Sie sind besonders für die Nutzung als eBook auf Tablet-PCs, eBook-Readern und Smartphones geeignet.

Essentials: Wissensbausteine aus den Wirtschafts, Sozial- und Geisteswissenschaften, aus Technik und Naturwissenschaften sowie aus Medizin, Psychologie und Gesundheitsberufen. Von renommierten Autoren aller Springer-Verlagsmarken.

Dominik Maurer

Hyperbare Oxygenation in der Infektiologie

Wirkmechanismen bei Infektionen und klinische Datenlage

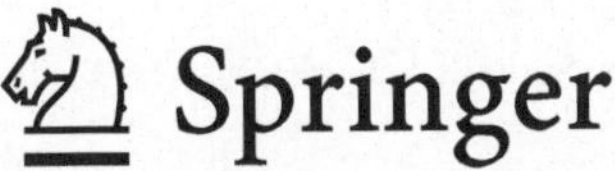

Dominik Maurer
Medizinische Universität Graz
Graz
Österreich

ISSN 2197-6708 ISSN 2197-6716 (electronic)
essentials
ISBN 978-3-658-11710-8 ISBN 978-3-658-11711-5 (eBook)
DOI 10.1007/978-3-658-11711-5

Die Deutsche Nationalbibliothek verzeichnet diese Publikation in der Deutschen Nationalbibliografie; detaillierte bibliografische Daten sind im Internet über http://dnb.d-nb.de abrufbar.

Springer

Gedruckt auf säurefreiem und chlorfrei gebleichtem Papier

Springer Fachmedien Wiesbaden ist Teil der Fachverlagsgruppe Springer Science+Business Media (www.springer.com)

Was Sie in diesem Essential finden können

Aufbauend auf dem Essential „Hyperbare Oxygenation und Tauchmedizin. Eine Einführung in Physik, Wirkungsweise und Anwendung“ über die geschichtlichen, physikalischen und biochemischen Grundlagen der hyperbaren Oxygenation wird in diesem Essential die aktuelle experimentelle und klinische Datenlage zum HBO-Einsatz bei Infektionserkrankungen aufgegriffen. Dabei wurde in Übereinstimmung mit den gesicherten HBO-Indikationen ein besonderer Fokus auf Weichteilinfektionen gelegt. Jede hierin ausgewertete Indikation wurde hinsichtlich der experimentellen Evidenz, der sich daraus ergebenden Rationale für den HBO-Einsatz sowie die klinische Datenlage untersucht. Somit kann der Leser die klinischen Ergebnisse der hyperbaren Sauerstofftherapie auch auf pathophysiologischer Ebene nachvollziehen.

Vorwort

Grundlage dieses Essentials bildet meine Diplomarbeit zum Abschluss des Medizinstudiums an der Medizinischen Universität Graz. Neben dem Essential über ausgewählte Infektionskrankheiten haben sich aus meiner Diplomarbeit auch folgende, weitere Essentials zur Thematik der hyperbaren Sauerstofftherapie entwickelt: Anwendung bei der Wundheilung, Neurologie und Neurotraumatologie, sowie bei akuten Ischämien traumatischer, toxikologischer und embolischer Genese.

Das Institut der Medizinischen Universität Graz, an dem die Arbeit entstanden ist, gehört zu den größten und renommiertesten HBO-Zentren Europas und verfügt über die größte Druckkammer in Westeuropa. An dieser Stelle geht mein Dank an die Leiterin der Abteilung für Thorax- und hyperbare Chirurgie des LKH Graz, Frau Prof. Freyja-Maria Smolle-Jüttner für die fachliche Beratung und hervorragende Zusammenarbeit.

Ich danke dem Springer Verlag für die Möglichkeit die Arbeit auf diesem Wege veröffentlichen zu können und wünsche allen Lesern einen interessanten Einblick in die Thematik der hyperbaren Oxygenation und den Stellenwert bei Infektionskrankheiten.

Linz im Juni 2015 Dr. Dominik Maurer

Inhaltsverzeichnis

Therapeutisch nutzbare Effekte

1

Basierend auf den Ergebnissen des niederländischen Chirurgen Ite Boerema bei der Behandlung des Gasbrandes, wird die hyperbare Oxygenation bereits seit über 50 Jahren bei der Therapie ausgewählter Erkrankungen des infektiologischen Formenkreises angewandt (Jain 2009; Leopardi et al. 2004). Die Rationale für die Anwendung der HBO bei Infektionskrankheiten ergibt sich vor allem aus den unterschiedlichen Effekten der Hyperoxygenation auf Leukozyten, Bakterien sowie Antibiotika. Daneben tragen aber auch die Effekte der HBO auf Knochen- und Bindegewebe im Sinne der Gewebsregeneration bzw. –Neubildung entscheidend zur Infektsanierung bei (Jain 2009; Kaide und Khandelwal 2008). In folgender Tab. 1.1 sind die funktionellen sowie zellulären Veränderungen, welche durch die HBO induziert werden zusammengefasst.

Entsprechend der Indikationsempfehlung der UHMS wird die HBO derzeit hauptsächlich bei der Therapie nekrotisierender Weichteilinfektionen, chronisch refraktärer Osteomyelitiden sowie intrazerebraler Abszesse herangezogen. Überdies findet die HBO mittlerweile aber auch bei invasiven fungalen Infektionen Anwendung (Jain 2009; Indications for hyperbaric oxygen therapy – undersea and hyperbaric medical society).

D. Maurer, *Hyperbare Oxygenation in der Infektiologie*, essentials,
DOI 10.1007/978-3-658-11711-5_1

Tab. 1.1 Wirkmechanismen der HBO bei Infektionskrankheiten

Wirkmechanismen der HBO bei Infektionskrankheiten	
Wirkort	Mechanismus
Leukozyten	Anstieg der freien Radikalbildung durch neutrophile Granulozyten (oxidativer Burst)
	Steigerung der Phagozytoseleistung von Leukozyten
	Hemmung der beta-2-Integrin vermittelten Leukozytendiapedese und somit Abschwächung von „no-Reflow-Phänomen" und Lipidperoxidation
Bakterien	Bakteriostatische sowie bakterizide Effekte auf Aerobier und Anaerobier vermittelt durch freie Sauerstoffradikale
Knochen- und Weichteilgewebe	Induktion von Kollagenneubildung- und Quervernetzung
	Steigerung von Neoangiogenese und Vaskulogenese
	Aktivitätssteigerung von Osteoklasten und Osteoblasten (Beschleunigung der Knochenheilung)
	Passagere Öffnung der Blut-Hirn-Schranke und Erleichtern der Diffusion antibiotischer Substanzen
Antibiotika	Steigerung der Effektivität gewisser Antibiotika und Antimykotika (Aminoglykoside, Folsäureantagonisten, Cephalosporine)
	HBO-Antibiotika-Synergismus

HBO bei nekrotisierenden Weichteilinfektionen

2

Die Bezeichnung „nekrotisierende Weichteilinfektionen“ (engl.: necrotizing soft-tissue infections, NSTI) bildet einen Sammelbegriff für oberflächliche Weichteilinfektionen, wie die nekrotisierende Fasziitis und Fournier'sche Gangrän sowie für tiefgreifende, lebensbedrohliche Infektionen der Muskulatur wie die clostridiale Myonekrose (= Gasbrand) (Martinschek et al. 2012). Die Fournier-Gangrän stellt eine Sonderform der nekrotisierenden Fasziitis dar, welche sich von der perinealen/-analen bzw. genitalen Region ausbreitet, wobei histologisch kein Unterschied zur nekrotisierenden Fasziits anderer Regionen besteht (Martinschek et al. 2012; Wilkinson und Doolette 2004). Die clostridialen Infektionen werden teilweise wegen des primären Befalls der Muskulatur im Sinne der Myonekrose sowie wegen der Gasblasenbildung separat klassifiziert. Jedoch sind weder die Myonekrose noch die Gasblasenbildung sensitiv bzw. spezifisch für Clostridien. Überdies kann bei Vorhandensein von Clostridien eine nekrotisierende Fasziits nicht ausgeschlossen werden, auch schon deshalb, weil über 80 % der NSTI-Fälle polymikrobiellen Ursprungs sind. Aus heutiger Sicht bringt die Differenzierung der einzelnen Entitäten der nekrotisierenden Weichteilinfektionen sowohl hinsichtlich der klinisch ähnlichen Manifestation als auch der therapeutischen Konsequenz keinen Vorteil und ist daher eher von epidemiologischen bzw. historischem Wert (Ustin und Malangoni 2011; Wilkinson und Doolette 2004).

Das Erregerspektrum umfasst dabei verschiedene Vertreter aerober (Streptokokken, Staphylokokken, Enterokokken, Klebsiellen etc.) sowie anaerober Bakterien (v. a. Bacteroides, Peptostreptokokken, Clostridien) (Martinschek et al. 2012; Ustin und Malangoni 2011). Indem das eine Bakterium Nährstoffe für das andere produziert, welches wiederum durch die Produktion eines leukozidialen Toxins beide vor der Phagozytose schützt, entsteht ein Synergismus der an der Infektion beteiligten Bakterien. Überdies liefern die Aerobier durch den Verbrauch von Sauerstoff die ideale anaerobe Atmosphäre für die Anaerobier (Martinschek et al. 2012).

D. Maurer, *Hyperbare Oxygenation in der Infektiologie,* essentials,
DOI 10.1007/978-3-658-11711-5_2

Bei der Entstehung der NSTIs stehen vor allem chronische, immunkompromittierende Erkrankungen als prädisponierende Faktoren im Vordergrund. Neben Diabetes mellitus, chronischem Alkohol-/Drogenabusus und chronischer Nieren- bzw. Leberinsuffizienz stellen auch AIDS, dekubitale Ulzerationen, peripher vaskuläre Erkrankungen, Traumata sowie die Therapie mit NSARs oder Kortison Risikofaktoren für nekrotisierende Weichteilinfektionen dar (Martinschek et al. 2012).

Klinisch präsentieren sich die NSTIs initial vor allem mit starken Schmerzen in der betroffenen Region, welche aber in ihrer Intensität oft disproportional zu den morphologischen Veränderungen (lokale Überwärmung, Rötung, Blasenbildung) stehen. Mit zunehmender Ausbreitung der Infektion treten spezifische Symptome, wie Krepitus, Ödembildung, nekrotisierende Ulzerationen, bronzenes Hautkolorit und fauler Geruch auf. Durch Zugrundegehen oberflächlicher Nerven werden die nekrotisierenden Areale zunehmend empfindungslos. Systemisch zählen SIRS/ Sepsis, Schock bis hin zu Multiorganversagen zu den häufigen Folgen nekrotisierender Infektionen (Martinschek et al. 2012; Ustin und Malangoni 2011).

Das therapeutische Vorgehen bei NSTIs basiert auf drei Säulen, der chirurgischen Intervention (Debridements, Amputationen), breitspektraler antibiotischer Therapie sowie supportiven Maßnahmen. Letztere beinhalten neben Flüssigkeits- und Elektrolytausgleich, der Gabe von vasoaktiven Substanzen auch die Anwendung der hyperbaren Oxygenation (Martinschek et al. 2012; Ustin und Malangoni 2011).

Die Wirkmechanismen der HBO bei der Behandlung von nekrotisierenden Weichteilinfektionen wurden in zahlreichen Labor- und Tierstudien der letzten Jahrzehnte erforscht. Zentrale Angriffspunkte des erhöhten Gewebssauerstoffpartialdrucks sind vor allem die bakteriostatischen bzw. bakteriziden Effekte gegen anaerobe Mikroorganismen, die Einstellung der alpha-Toxin-Produktion der Clostridien, die Steigerung der leukozytären Phagozytose sowie die Potenzierung der Effektivität einiger Antibiotika. Zudem unterstützt die HBO durch die Stimulierung der Fibroblastenaktivität die Wundheilung nach Infektionskontrolle (Wilkinson und Doolette 2004) (siehe Tab. 1.1).

2.1 Klinische Datenlage

Bei der Betrachtung der klinischen Studienlage der letzten 15 Jahre zeigt sich, dass die Mortalität bei NSTIs in den mit HBO therapierten Patientengruppen deutlich unter der Mortalität der Patienten lag, die keine HBO-Therapie erhielten. Die Sterblichkeit lag dabei zwischen 4,5–26,9 % in den HBO-Gruppen beziehungsweise zwischen 9,4–42 % in den non-HBO-Gruppen (Hollabaugh et al.1998; Mindrup et al. 2005; Soh et al. 2012). Eine signifikante Reduktion der Mortalität in der HBO-Gruppe gegenüber der non-HBO-Gruppe konnten jedoch nur die Studien von Soh et al. 2012, Wilkinson et al. 2004, sowie Hollabaugh et al. 1998 nachweisen.

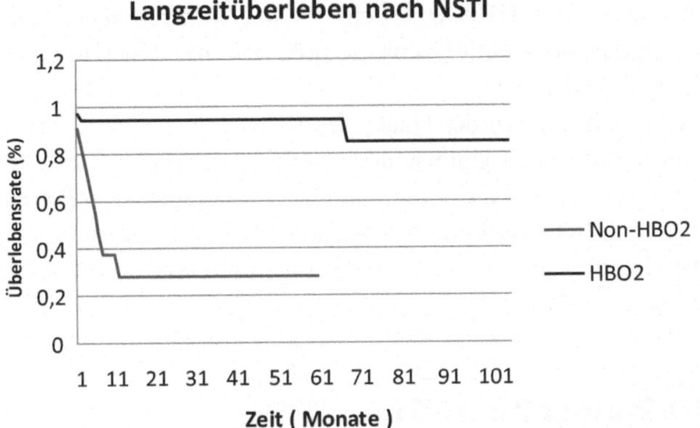

Abb. 2.1 Langzeitüberleben nach NSTI HBO vs. non-HBO, abgeleitet aus Wilkinson und Doolett 2004

Wilkinson et al. konnten aber zeigen, dass das Überleben der Patienten im Langzeit-Follow-up in der HBO-Gruppe mit einer mittleren Lebensdauer von 53 Monaten signifikant besser als das Überleben in der non-HBO-Gruppe (mittleres Langzeitüberleben 1 Monat) war (siehe Abb. 2.1). Zudem verstarb eine Vielzahl von Patienten in der non-HBO-Gruppe erst in den Monaten nach Krankenhausentlassung. Die Überlebensraten bei Patienten mit nekrotisierenden Weichteilinfektionen scheinen demnach erst nach etwa 10 Monaten nach Entlassung ihr Plateau zu erreichen. Daraus lässt sich ableiten, dass das Langzeitüberleben gemessen in einem mehrmonatigen Follow-up eine zuverlässigere Maßeinheit für das Überleben nach nekrotisierenden Weichteilinfektionen darstellt als die reine Erfassung der Krankenhausmortalität (Wilkinson und Doolette 2004).

Bei den NSTI-Fällen mit Befall der Extremitäten vermag die hyperbare Oxygenation eine Senkung der Amputationsraten zu bewirken. So war die Anzahl der Amputationen in den HBO-Gruppen der Studien von Soh et al. 2012, Massay et al. 2012 sowie Hassan et al. 2010 kleiner als in den non-HBO-Gruppen, obgleich die Ergebnisse aller drei Studien ohne statistische Signifikanz blieben.

Weiterhin unklar bleibt, ob durch eine additive hyperbare Oxygenation die Anzahl chirurgischer Debridements bei der NSTI-Therapie reduziert werden kann. Mit durchschnittlich 2,3–5 Debridements in den HBO-Gruppen beziehungsweise 2,3–2,65 Debridements in den non-HBO-Gruppen zeigen sich keine aussagekräftigen Unterschiede in den Studienpopulationen (Hassan et al. 2010; Hollabaugh et al. 1998; Korhonen et al. 1998; Wilkinson und Doolette 2004). Bei den Untersuchungen von Hassan et al. 2010 sowie Hollabaugh et al. 1998 war die Anzahl der Debridements in den HBO-Gruppen sogar etwas höher als in den non-HBO-Gruppen, wobei dies möglicherweise bei Hassan et al. auf die vermehrten

Amputationen in den non-HBO-Gruppen bzw. bei Hollabaugh et al. auf die höhere Sterblichkeit in den non-HBO-Gruppen zurückzuführen ist (Hassan et al. 2010; Hollabaugh et al. 1998).

Ebenso gibt es bezüglich der Dauer des Krankenhausaufenthalts studienübergreifend keine signifikanten Unterschiede, welche auf den Einfluss der hyperbaren Oxygenation zurückzuführen sind. In den mit HBO therapierten Patientengruppen lag die durchschnittliche Aufenthaltsdauer bei 14,3–36,6 Tagen, bei den Patienten ohne HBO-Behandlungen bei 10,7–29,93 Tagen (Hassan et al. 2010; Korhonen et al. 1998; Soh et al. 2012).

2.2 HBO-Protokoll bei NSTI

Das bei nekrotisierenden Weichteilinfektionen angewandte HBO-Therapieschema, insbesondere die Anzahl und Dauer der Behandlungen, ist derzeit noch nicht nach einem festen Standardregime festgelegt, die meisten HBO-Anwendungen finden jedoch bei einem Umgebungsdruck von 2,0–3,0 ATA und einer Behandlungsdauer von 90–120 min statt (Escobar et al. 2005; Jallali et al. 2005; Korhonen et al. 1998, 1999; Mehl et al. 2010; Wilkinson und Doolette 2004). Meist werden in den ersten Therapietagen bis zur Infektionskontrolle 2–3 HBO-Sitzungen pro Tag durchgeführt, gefolgt von einer 1–2 mal täglichen HBO-Anwendung bis zum Wundverschluss bzw. Ausheilung (Escobar et al. 2005; George et al. 2009; Hollabaugh et al. 1998; Korhonen et al. 1998, 1999; Wilkinson und Doolette 2004). Bei den Untersuchungen von Mehl et al. 2010 zeigte sich, dass die Mortalität in der HBO-Gruppe bei 2,6 ATA und durchschnittlich 5 HBO-Anwendungen mit 3 Todesfällen höher als bei 2,28 ATA und 13,5 Anwendungen (0 Todesfälle) lag. Obwohl statistisch nicht signifikant, weisen diese Ergebnisse darauf hin, dass die Durchführung der HBO bei niedrigeren Umgebungsdrücken und dafür mehr Wiederholungen einen größeren Benefit zu haben scheint, als eine HBO-Therapie unter maximal anwendbarem Umgebungsdruck (Mehl et al. 2010). Unterstützt wird diese Annahme auch aus immunologischer Sicht, da das Immunsystem bis zu einem Umgebungsdruck von 2,5 ATA stimuliert wird, höhere Umgebungsdrücke hingegen immunsuppressive Effekte nach sich ziehen. So zeigte sich im Tiermodell, dass die Anzahl der T-Lymphozyten bis zu einer Druckerhöhung auf 2,5 ATA zunimmt, ein weiterer Druckanstieg jedoch zur Abnahme der funktionalen Aktivität der T-Lymphozyten führt (Jain 2009).

Neben einem adäquaten Therapieschema spielt bei der Behandlung nekrotisierender Weichteilinfektionen vor allem die frühzeitige Anwendung der HBO eine entscheidende Rolle für das Überleben der Patienten. Bei den Untersuchungen von Korhonen et al. 1999 war bei Patienten mit clostridialer Myonekrose die Zeitspanne bis zur 1. HBO-Anwendung bei den Überlebenden signifikant kürzer als bei den Todesfällen (33 vs. 68 h). Ähnliche Ergebnisse erzielte Korhonen ein Jahr zuvor bei Patienten mit Fournier'scher Gangrän. Die bis zur 1. HBO-Therapie verstrichene Zeit lag bei den überlebenden Patienten bei durchschnittlich 26 h, wohingegen bei den Todesfällen ca. 90 h bis zur HBO verstrichen (Korhonen et al. 1998, 1999).

Zudem zeigte sich bei den Untersuchungen von Hollabaugh et al. 1997, dass die hyperbare Oxygenation einen positiven Einfluss auf das Überleben von Patienten hat, bei denen die initiale chirurgische Intervention verspätet (>23 h bis zur 1. OP) durchgeführt wurde. Bei zehn Patienten mit Fournier'scher Gangrän gab es bei denen, die eine additive HBO-Behandlung erhielten (3 Patienten) keine Todesfälle, während 71 % der Patienten ohne HBO-Therapie verstarben (Hollabaugh et al. 1998). Diese Ergebnisse befürworten somit einen umgehenden Einsatz der hyperbaren Oxygenation bei den verschiedenen Formen nekrotisierender Weichteilinfektionen im Sinne einer additiven Therapie, wobei sich der Hauptteil der Behandlung auf adäquates, initiales chirurgisches Debridement und antibiotische Abdeckung fokussieren sollte (Massey et al. 2012; Mindrup et al. 2005). So sprechen nicht zuletzt die Mehrkosten von durchschnittlich 480–1000 € pro HBO-Behandlung für einen sinnvollen Einsatz der HBO bei eindeutiger Indikationslage (Mindrup et al. 2005).

Bei der Betrachtung der klinischen Evidenzlage der letzten Jahre zeigt sich, dass für die Beurteilung der hyperbaren Oxygenation bei nekrotisierenden Weichteilinfektionen derzeit ausschließlich Fallberichte und retrospektive Patientenanalysen vorliegen. Zudem sind die meisten Studien mit einer Studienpopulation von maximal 80 Personen zu klein um allgemeine Aussagen über den Einfluss der HBO auf Morbidität und Mortalität von NSTI-Patienten treffen zu können. Dazu wären Studienpopulationen von 600–650 Personen pro Gruppe nötig, jedoch ist dies aufgrund der niedrigen Inzidenzzahlen von NSTIs kaum durchführbar (George et al. 2009; Jallali et al. 2005; Soh et al. 2012).

Auch unterliegen die Studienergebnisse oft einem systemischen Bias, da die hyperbare Oxygenation teilweise nur bei kritischen NSTI-Fällen angewandt wurde (Jallali et al. 2005). Der Benefit der HBO bei der Behandlung von NSTIs ist demnach nur in prospektiven, randomisierten klinischen Studien beurteilbar. Jedoch ist aufgrund der Schwere der Erkrankung eine Randomisierung von Patienten an Zentren für hyperbare Medizin aus ethischer Sicht kaum möglich (Hassan et al. 2010; Soh et al. 2012). Daher sind in Zukunft vor allem multizentrische Vergleichsstudien über mehrere Jahre erforderlich, um signifikante Unterschiede zwischen HBO und non-HBO-Gruppen erzielen zu können (Mindrup et al. 2005).

In den folgenden Tab. 2.1 und 2.2 sind Einzelheiten und Ergebnisse der retrospektiven Studien der letzten 15 Jahre sowie die jeweils angewandten HBO-Schemata zusammengefasst:

Tab. 2.1 Studienergebnisse HBO bei NSTI (1998–2012)

Autoren	Art der Studie	Erkrankung	Patienten-anzahl/ Zeitraum	HBO-Gruppe	Non-HBO-Gruppe	Ergebnisse
Martinscheck et al. 2012	Retrospektive Patientenanalyse	NSTI	55 (1981–2009)	53	0	Deutlich reduzierte Mortalität durch HBO (16,4 %)
						Weitere Mortalitätsreduktion im Zeitraum 2001–2010 (14,3 %)
Soh et al. 2012	Retrospektive Patientenanalyse des US-NIS (multicenter)	NSTI	45.913 (1988–2009)	450	45.508	Signifikant reduzierte Krankenhausmortalität in der HBO-Gruppe (4,5 %)
						Signifikant reduzierte Komplikationsraten in der HBO-Gruppe (Schock, schwere Sepsis, akutes Organversagen)
						Reduzierte Amputationszahlen in der HBO Gruppe [n.s.]
						Signifikant höhere Therapiekosten in der HBO-Gruppe
						Signifikant längere Krankenhausaufenthaltsdauer in der HBO-Gruppe
Massey et al. 2012	Retrospektive Patientenanalyse	NSTI	80 (2005–2009)	32	48	Keine signifikanten Unterschiede zwischen HBO- und non-HBO-Gruppe bezogen auf Mortalität, Amputationsraten und Krankenhausaufenthaltsdauer
Mehl et al. 2010	Retrospektive Patientenanalyse	F.G.	40 (1998–2006)	26	13	Deutlich reduzierte Mortalität in der HBO-Gruppe (11,5 %)
						Kein Todesfall bei 2,28 ATA verglichen mit 3 Todesfällen bei 2,6 ATA [n.s.]

Tab. 2.1 (fortsetzung)

Autoren	Art der Studie	Erkrankung	Patienten-anzahl/ Zeitraum	HBO-Gruppe	Non-HBO-Gruppe	Ergebnisse
Hassan et al. 2010	Retrospektive Patientenanalyse	N.F.	67 (2002–2008)	29	38	Deutlich reduzierte Mortalität in der HBO-Gruppe (17 %) [n.s.]
						Kürzere Krankenhausaufenthaltsdauer in der HBO-Gruppe [n.s.]
						Deutlich weniger Amputationen in der HBO-Gruppe [n.s.]
						Signifikant höhere Anzahl chirurgischer Debridements in der HBO-Gruppe
George et al. 2009	Retrospektive Patientenanalyse (2 – Center – Studie)	NSTI	78 (1994–2004)	48	30	Geringere Mortalität in HBO-Gruppe als in non-HBO-Gruppe (8,3 vs. 13,3 %) [n.s.]
						Keine signifikanten Unterschiede zwischen den beiden Gruppen bzgl. Anzahl chirurgischer Debridements, Dauer der Antibiotikagabe und Dauer des Krankenhausaufenthalts
Flanagan et al. 2009	Retrospektive Patientenanalyse	N.F. cervical	10 (2001–2006)	9	1	Kürzere Krankenhausaufenthaltsdauer in HBO-Gruppe [keine Signifikanzangabe]
						Kein Todesfall!!!
						Signifikant kürzere Krankenhausaufenthaltsdauer im Vergleich mit Studie Maisel et al. 1994 (gleiches Zentrum!)

Tab. 2.1 (fortsetzung)

Autoren	Art der Studie	Erkrankung	Patienten-anzahl/ Zeitraum	HBO-Gruppe	Non-HBO-Gruppe	Ergebnisse
Mindrup et al. 2005	Retrospektive Patientenanalyse	F.G.	42 (1993–2002)	26	16	Erhöhte Mortalität in der HBO-Gruppe [n.s.]
						Erhöhte Komplikationsrate in der HBO-Gruppe (Myokardinfarkt, Nierenversagen, Sepsis, ARDS) [n.s.]
						Geringfügig kürzere Krankenhausaufenthaltsdauer in der HBO-Gruppe [n.s.]
						Signifikant höhere Behandlungskosten in der HBO-Gruppe
Escobar et al. 2005	Retrospektive Patientenanalyse	N.F.	42 (1983–1997)	42	0	Deutlich reduzierte Mortalität in HBO-Gruppe verglichen mit non-HBO-Gruppen aus der Literatur (11 vs. 29–66 %)
						Keine Amputation notwendig!!!
Ayan et al. 2005	Retrospektive Patientenanalyse	F.G.	41 (1982–2002)	18	23	Kein Todesfall in HBO-Gruppe, jedoch kein Mortalitätsvergleich HBO- vs. non-HBO-Gruppe möglich, da HBOT erst ab 1990 verfügbar

Tab. 2.1 (fortsetzung)

Autoren	Art der Studie	Erkrankung	Patienten-anzahl/ Zeitraum	HBO-Gruppe	Non-HBO-Gruppe	Ergebnisse
Wilkinson et al. 2004	Retrospektive Patientenanalyse	NSTI	44 (1994–1999)	33	11	Signifikant reduzierte Mortalität in der HBO-Gruppe
						Reduktion des relativen Mortalitätsrisikos um 83 % durch HBO, (number needed to treat: 3)
						Keine Amputation in der HBO-Gruppe!!!
						Signifikant längeres Langzeitüberleben in HBO-Gruppe (durchschnittlich 53 Monate HBO vs. 1 Monat non-HBO)
						Überlebensraten beider Gruppen erst nach ca. 10 Monaten im Plateau
						Conclusio: Mortalität besser im Follow up auswertbar!!!
Korhonen et al. 1999	Retrospektive Patientenanalyse	C.M.	53 (1971–1997)	53	0	Reduzierte Mortalität in der HBO-Gruppe (23 %) verglichen mit non-HBO-Gruppen lt. Literatur (50 %)
						Reduzierte Mortalität bei C.M. mit Beteiligung des Torsos (18 %) verglichen mit non-HBO-Gruppen lt. Literatur (30–60 %)
						Zeit von Symptombeginn bis zur ersten chirurgischen Intervention bzw. erster HBO-Behandlung signifikant kürzer bei den Überlebenden als bei den Todesfällen

Tab. 2.1 (fortsetzung)

Autoren	Art der Studie	Erkrankung	Patienten-anzahl/ Zeitraum	HBO-Gruppe	Non-HBO-Gruppe	Ergebnisse
Korhonen et al. 1998	Retrospektive Patientenanalyse	F.G.	33 (1971–1996)	33	0	Deutlich reduzierte Mortalität in der HBO-Gruppe (9 %) verglichen mit non-HBO-Gruppen lt. Literatur (18–50 %)
Hollabaugh et al. 1997	Retrospektive Patientenanalyse	F.G.	26 (1990–1996)	14	12	Signifikant reduzierte Mortalität in der HBO-Gruppe (7 %)
						Statistische Überlebenswahrscheinlichkeit mit HBO 11x größer als ohne HBO
						Erhöhte Anzahl chirurgischer Debridements in der HBO-Gruppe [n.s.]
						Deutlich verbesserte Überlebenschancen bei Patienten mit verspäteter Erstoperation durch die HBO (HBO: 0 Tote vs. non-HBO: 5 Tote) [keine Signifanzangabe]

NSTI necrotizing soft tissue infection, *F.G.* Fournier Gangrän, *N.F.* nekrotisierende Faszitis, *C.M.* clostridiale Myonekrose, *US-NIS* United States Nationwide Inpatient Sample, *n.a.* nicht angegeben, *n.s.* nicht signifikant

Tab. 2.2 HBO-Schemata beim diabetischen Fußsyndrom

Studie	HBO-Schema	Anzahl der HBO-Anwendungen (Durchschnitt)
Martinsch-eck et al. 2010	3,0 ATA, 90 min, 1x tgl.	(7,5)
Soh et al. 2012	n.a.	n.a.
Massay et al. 2012	2,8 ATA, 45 min+2,0 ATA, 15 min, 1x tgl.	1–8
Mehl et al. 2010	2,0–2,8 ATA,120 min, 1x tgl.	10–30 (12,5)
Hassan et al. 2010	2,2–2,5 ATA, 90 min, 2x tgl.	2–49 (13,37)
George et al. 2009	3,0 ATA, 90 min, 3x tgl. für 24 h, dann 2x tgl. bis Infektion unter Kontrolle	26
Flanagan et al. 2009	2,4–3,0 ATA, 90 min, 2–3x tgl.	5–12
Mindrup et al. 2005	2,4–3,0 ATA, 30–90 min, 1–3x tgl.	2–26 (6)
Escobar et al. 2005	2,0–2,5 ATA, 90–120 min, 2x tgl. bis Infektion unter Kontrolle, dann 1x tgl. bis Wundverschluss	7 bis Infektionskontrolle 23 bis Wundverschluss
Ayan et al. 2005	2,5 ATA, 90 min 1x tgl.	3–10
Wilkinson et al. 2004	2,8 ATA, 60 (+30) min, 3x tgl. für 24 h, dann 2x tgl. bis Infektion unter Kontrolle	1–30 (8)
Korhonen et al. 1999	2,5 ATA, 120 min 3x tgl. für 24 h, dann 2x tgl. bis Ausheilung	5–10
Korhonen et al. 1998	2,5 ATA, 90–120 min, 2–3x tgl. für 24 h, dann 2x tgl.	2–12
Hollabaugh et al. 1998	2,4 ATA, 90 min, 2x tgl. für 7 Tage, dann 1x tgl. bis Wundverschluss	>14

NSTI necrotizing soft tissue infections, *F.G.* Fournier Gangrän, *N.F.* nekrotisierende Faszitis, *chir. Deb.* chirurgisches Debridement, *AB* Antibiotikatherapie (Breitspektrum), *n.a.* nicht angegeben

HBO bei chronisch refraktärer Osteomyelitis

3

Die Osteomyelitis ist definiert als ein durch Bakterien hervorgerufener entzündlicher, destruierender Prozess des Knochen und Knochenmarks. Die Infektion kann dabei einen akuten, subakuten bzw. chronischen Verlauf einnehmen. Während sich die akute Osteomyelitis über Tage bis Wochen entwickelt, spricht man bei einer knöchernen Infektion über 6 Monate mit histologischem bzw. radiologischem Nachweis und/oder einer positiven Bakterienkultur des Knochens von einer chronischen Osteomyelitis. Osteomyelitiden, welche trotz wiederholtem chirurgischem Debridement sowie antibiotischer Therapie persistieren, werden unter dem Begriff refraktäre Osteomyelitis geführt (Jain 2009; Kaide und Khandelwal 2008).

Die Grundprinzipien der Therapie der chronischen Osteomyelitis sind eine adäquate chirurgische Intervention (Drainierung von Abszessen, Entfernung von Fremdkörpern, Weichteilrekonstruktion, Debridement von knöchernen Sequestern) sowie intravenöse Antibiose optimaler Dosierung und ausreichend langer Verabreichung. Jedoch ist trotz dieser intensiven therapeutischen Maßnahmen eine vollständige Infektsanierung nur in 70–80 % erfolgreich. Daher beträgt die Rate chronisch refraktärer Osteomyelitiden rund 20–30 % (Chen et al. 2004; Jain 2009).

3.1 Experimentelle Datenlage

Die hyperbare Oxygenation wurde zur Behandlung der chronisch refraktären Osteomyelitis erstmals 1965 angewandt, die derzeit bekannten therapeutischen Mechanismen der HBO sind Ergebnisse von zahleichen in vitro sowie in vivo Studien der 1970–1980er Jahre (Chen et al. 2004). Einen zentralen pathogenetischen Faktor bei der Entstehung der chronischen Osteomyelitis stellt das im nekrotischen Knochen vorherrschende hypoxische Milieu mit Sauerstoffpartialdruckwerten unter 23 mmHg dar. Im Vergleich dazu liegt der pO_2 im gesunden

D. Maurer, *Hyperbare Oxygenation in der Infektiologie,* essentials,
DOI 10.1007/978-3-658-11711-5_3

Knochen bei etwa 45 mmHg. Durch die Wiederanhebung des pO_2 im Gewebe auf über 40 mmHg mittels HBO wird einerseits die Neovaskularisation getriggert und dadurch die Blut- und O_2-Versorgung normalisiert, andererseits über die Förderung der Fibroblasten- sowie Osteoblastenaktivität die Osteoneogense gesteigert (Chen et al. 2004; Jain 2009; Kaide und Khandelwal 2008). Zudem wird die osteoklastäre Knochenresorption gefördert, wodurch die Abräumung von nekrotischem Gewebe und so die Infektsanierung optimiert wird (Chen et al. 2004; Kaide und Khandelwal 2008). Bei der Bekämpfung der bakteriellen Erreger der Osteomyelitis spielt die Effektivität hyperbaren Sauerstoffs vor allem bei der Steigerung der Immunabwehr (leukozytäre Phagozytose) eine entscheidende Rolle. Bei für die körpereigenen Abwehrprozesse optimalem pO_2 von 100 mmHg ist die antibakterielle Wirkung der HBO eher auf die Steigerung der immunologischen Prozesse als auf die direkte toxische Wirkung gegen Mikroorganismen zurückzuführen (Chen et al. 2004; Jain 2009). Überdies zeigen sich bei der Kombination der HBO mit einigen antibiotischen Substanzen wie Aminoglykosiden, Fluoroquinolonen oder Sulfonamiden synergistische Effekte gegen die mikrobielle Abwehr (Yu et al. 2011).

In neueren experimentellen Studien wird die Wirkung der HBO bei der Osteomyelitistherapie jedoch teilweise kontrovers diskutiert. Mendel et al. verglichen 2004 in einer experimentellen Studie an Ratten die Effektivität der HBO, des lokal verabreichten Antibiotikums Gentamycin sowie die Kombination der beiden Therapien bei der Behandlung einer staphylokokkeninduzierten Osteomyelitis der Tibia. Verglichen mit einer mit 0,9 %iger NaCl-Lösung therapierten Kontrollgruppe zeigte sich sowohl bei der HBO- als auch bei der Gentamycin-Gruppe eine deutliche Reduktion der Anzahl koloniebildender Bakterien (KbE) nach 2 bzw. 4 Wochen Therapie. Der deutlichste KbE-Rückgang war in der Kombinationsgruppe zu finden, wobei nach 4 Wochen Therapie bei 9 von 11 Mäusen keine Erreger mehr nachweisbar waren. Die Tab. 3.1 zeigt die quantitative Entwicklung der Bakterienanzahl unter den verschiedenen Therapieformen bei der Behandlung der Osteomyelitis (Mendel et al. 2004).

Tab. 3.1 Quantitative Evaluation der Osteomyelitis. (Mendel et al. 2004)

Quantitative Evaluation der Osteomyelitis in Kontroll- und Therapiegruppen			
	3 Wochen nach Infektion	Nach 2 Wochen Therapie	Nach 4 Wochen Therapie
Kontrollgruppe	$4{,}9 \times 10^6$	$2{,}0 \times 10^6$	$3{,}7 \times 10^6$
HBO-Gruppe	$4{,}9 \times 10^6$	$6{,}2 \times 10^5$	$1{,}7 \times 10^5$
Gentamicin-Gruppe	$4{,}9 \times 10^6$	$9{,}8 \times 10^2$	$1{,}4 \times 10^2$
Gentamicin + HBO-Gruppe	$4{,}9 \times 10^6$	$1{,}0 \times 10^2$	0
	Angabe in KbE $\times$ g^{-1} tibialer Knochenmasse		

In einem ähnlichen Experiment konnte die Gruppe um Mendel sechs Jahre zuvor den synergistischen Effekt einer HBO- und systemischen Cefazolintherapie nachweisen. Hier reduzierte sich die initiale KbE-Anzahl von $2{,}9 \times 10^6$ KbE $\times$ g^{-1} durch die HBO auf $6{,}2 \times 10^5$, durch die Cefazolintherapie auf $10{,}5 \times 10^4$ sowie durch die Kombinationstherapie auf $2{,}7 \times 10^3$ KbE $\times$ g^{-1} (Mendel et al. 1999).

Demgegenüber stehen die Ergebnisse von Shandley et al. 2011, die im Mausmodell die Wirkung einer alleinigen HBO-Therapie bei der Behandlung einer implantatassoziierten Osteomyelitis untersuchten. Verglichen mit der Kontrollgruppe konnte die HBO in keiner der drei infizierten Gruppen (MRSA, Pseudomonas aeruginosa, Klebsiella pneumoniae) eine signifikante Abnahme der Bakterienanzahl erzielen (Shandley et al. 2012). Oguz et al. verglichen in ihrer experimentellen Studie die Effektivität der HBO mit einer intraperitonealen Ozontherapie bei der Behandlung der Osteomyelitis des Femurknochens von Ratten. In der mikrobiologischen Analyse der HBO-, Ozon, sowie HBO + Ozon-Gruppe zeigte sich in allen drei Gruppen eine Reduktion der KbE-Anzahl, wobei signifikante Ergebnisse nur in der HBO + Ozon-Gruppe zu erzielen waren. Zudem konnte in der HBO-Gruppe eine deutliche Abnahme inflammatorischer Zytokine (IL-10, IL-1 beta) beobachtet werden. Diese Ergebnisse deuten darauf hin, dass die Ozontherapie zwar der hyperbaren Oxygenation überlegen zu sein scheint, die Kombination der beiden Therapien jedoch stark synergistische Effekte aufweist (Oguz et al. 2011).

3.2 Klinische Datenlage

Bei Betrachtung der klinischen Datenlage der letzten 12 Jahre finden sich zahlreiche retrospektive Studien zur Thematik der HBO bei der Behandlung der chronisch refraktären Osteomyelitis verschiedener Lokalisation. So untersuchten Chen et al. in zwei ähnlichen Studien den Einfluss der HBO bei der Behandlung der chronisch refraktären Osteomyelitis der langen Röhrenknochen. Bei 12 von 13 Patienten mit einer über 6 Monate, trotz wiederholter chirurgischer und antibiotischer Behandlung persistierenden Osteomyelitis des Femurs, konnte nach durchschnittlich 32 HBO-Anwendungen eine komplette Wundheilung sowie Rezidivfreiheit über 22 Monate erzielt werden. Dies entspricht einer Erfolgsquote von 92 %. Zudem zeigt sich nach Initiierung der HBO-Therapie eine Reduktion der erforderlichen chirurgischen Debridements von zuvor durchschnittlich 4,6 auf 1,5 Eingriffe. Des Weiteren blieben 6 der 12 sanierten Patienten frei von funktionellen Residualschäden wie Bewegungseinschränkungen, Knieversteifungen oder Beinlängendifferenzen (Chen et al. 2004). In der zwei Jahre zuvor durchgeführten, retrospektiven Studie über 14 Patienten mit chronisch refraktärer Osteomyelitis der Tibia konnte durch eine additive HBO eine Sanierung in 79 % der Fälle erreicht werden, bei einem blandem Follow-up über durchschnittlich 15 Monate. Ähnlich wie in der Studie von 2004 war auch hier eine Reduktion chirurgischer Debridements nach Beginn der HBO-Zyklen zu verzeichnen (Chen et al. 2003).

Bei der Behandlung der chronischen Osteomyelitis des Unterkiefers, welche vor allem auf dem Boden unbehandelter odontogener Infektionen sowie nach Zahnextraktionen oder unzureichend behandelten mandibulären Frakturen entsteht, konnte bei Untersuchungen von Handschel et al. an 27 Patienten mit unterschiedlich schweren Formen der Osteomyelitis durch die alleinige Anwendung der HBO verbunden mit intravenöser Antibiose in 16 Fällen eine vollständige Remission erreicht werden (Handschel et al. 2007; Jain 2009). Dadurch konnte bei 59 % der Fälle auf eine chirurgische Intervention verzichtet werden. Bei den restlichen Fällen war zudem durch ein zusätzliches chirurgisches Debridement eine Kieferteilresektion vermeidbar (Handschel et al. 2007). Ähnliche Resultate zeigen sich bei den Beschreibungen dreier Fallberichte von Lentrodt et al. Durch die Kombinationstherapie HBO + Antibiose konnten in allen drei Fällen größere chirurgische Interventionen vermieden werden. Die symptom- und rezidivfreien Follow-up-Perioden betrugen 20–74 Monate (Lentrodt et al. 2007).

Ahmed et al. konnten in ihrer retrospektiven Studie bei 5 von 6 Patienten mit primärer oder sekundärer Osteomyelitis nach chirurgischem Debridement bzw. Antibiose durch zusätzliche HBO-Anwendungen eine vollständige Infektsanierung aufweisen. Zudem waren 5 von 6 Patienten im Langzeit-Follow up über durchschnittlich 1,9 Jahre symptom- und rezidivfrei (Ahmed et al. 2009).

Bei acht mit hyperbarer Oxygenation therapierten Fällen einer Schädelbasisosteomyelitis (SBO) war in allen Fällen eine Remission der Infektion bei vollständiger Normalisierung der Laborparameter sowie Konsolidierung der radiologischen Veränderungen erzielbar. Ebenso war in sechs Fällen nach Abschluss der HBO-Zyklen eine komplette Rückbildung von Hirnnervenparesen zu verzeichnen. Diese Ergebnisse deuten darauf hin, dass die HBO bei der Schädelbasisosteomyelitis neben der Rückbildung der entzündlichen Veränderungen des Knochens auch einen positiven Effekt auf die Erholung der Hirnnervenfunktion zu haben scheint. Bei einer Remissionsqoute von 100 % sowie kompletter funktioneller Restitutio in 75 % der Fälle untersteichen die Ergebnisse von Sandner et al. den Nutzen der HBO bei der Behandlung der SBO hinsichtlich eines funktionellen Ergebnisses (Sandner et al. 2009).

Folgende Tab. 3.2 gibt eine Übersicht über die klinische Datenlage der HBO bei der Behandlung der Osteomyelitis:

Tab. 3.2 Studienergebnisse HBO bei Osteomyelitis (2002–2011)

Autoren	Art der Studie	Erkrankung	Patientenanzahl/Zeitraum	HBO-Gruppe	Non HBO-Gruppe	Ergebnisse
Yu et al. 2011	Retrospektive Patientenanalyse	Sternale OM	12 (2002–2009)	6	6	Signifikante Reduktion der Mortalität in der HBO-Gruppe im Vergleich zur non-HBO-Gruppe
						Signifikant kürzerer intensivstationärer Aufenthalt in der HBO-Gruppe (8,7 Tage HBO vs. 48,8 Tage non-HBO)
						Signifikant kürzere Beanspruchung invasiver und non-invasiver mechanischer Beatmung in der HBO-Gruppe
Sandner et al. 2009	Retrospektive Patientenanalyse	OM Schädelbasis	10 (2002–2006)	8	2	Komplette Remission der Schädelbasis-OM bei allen Patienten der HBO-Gruppe
						Vollständige Rückbildung von Hirnnervenparesen bei 6 von 8 Patienten der HBO-Gruppe
						2 Todesfälle durch Therapieverweigerung und Suizid
Ahmed et al. 2009	Retrospektive Patientenanalyse	Spinale OM	6 (1996–2006)	6	0	Komplette Remission der OM bzw. Wundinfektion sowie Symptomfreiheit im Langzeit-follow-up (1,9 Jahre) bei 5 von 6 Patienten
						Neurologisches Defizit und lokaler Wundschmerz lediglich bei einem Patienten
Handschel et al. 2007	Retrospektive Patientenanalyse	OM Mandibula	27 (2000–2004)	27	0	Erfolgreiche Remission der OM in 16 von 27 Fällen durch Kombinationstherapie Antibiose + HBO, dadurch Vermeiden einer chirurgischen Intervention
						Durch zusätzliche chirurgische Dekortikation Kieferteilresektion in allen Fällen vermeidbar

Tab. 3.2 (Fortsetzung)

Autoren	Art der Studie	Erkrankung	Patientenanzahl/ Zeitraum	HBO-Gruppe	Non HBO-Gruppe	Ergebnisse
Lentrodt et al. 2007	Case report	OM Mandibula	3 (1988–2002)	3	0	In allen 3 Fällen größere chirurgische Intervention durch HBO vermeidbar
						Symptom- und rezidivfreies Follow-up (20-74 Monate) in allen drei Fällen
Chen et al. 2004	Retrospektive Patientenanalyse	OM Femur	13 (1999–2002)	13	0	Komplette Remission der OM und Wundheilung in 12 von 13 Patienten (92% Erfolgsquote)
						Rezidiv-freies Follow up über durchschnittlich 22 Monate in 12 von 13 Fällen
						Reduktion der Anzahl chirurgischer Debridements unter HBO-Therapie (4,6 vor HBO vs. 1,5 während HBO)
						6 von 12 Patienten ohne Residualschäden (z. B. Bewegungseinschränkungen, Knieversteifungen, Beinlängendifferenzen)
Chen et al. 2003	Retrospektive Patientenanalyse	OM Tibia	14 (2000)	14	0	Komplette Remission der OM und Wundheilung in 11 von 14 Patienten (79% Erfolgsquote)
						Rezidiv-freies Follow up über durchschnittlich 15 Monate in 11 von 14 Fällen
						Reduktion der Anzahl chirurgischer Debridements unter HBO-Therapie (5,4 vor HBO vs. 1,6 während HBO)
						Unterschenkelamputation in nur einem Fall notwendig

OM Osteomyelitis

3.3 HBO-Schema bei Osteomyelitis

Bezüglich der Durchführung der HBO lässt sich bei Betrachtung der aktuellen Studienlage erkennen, dass die meisten Anwendungen einmal täglich (5 × pro Woche) bei einem Umgebungsdruck von 2,0–2,5 ATA und einer Behandlungszeit von 90–120 min durchgeführt wurden (Ahmed et al. 2009; Chen et al. 2004). Dadurch werden für die knöchernen Umbauprozesse optimale Sauerstoffpartialdruckwerte erzielt. Eine weitere Erhöhung des pO_2 durch Steigerung des Behandlungsdrucks würde die osteogenen Remodellingprozesse durch die Ablagerung von strukturgestörten Kollagenfasern negativ beeinflussen (Lentrodt et al. 2007). Hinsichtlich des optimalen Timings, der Anzahl der HBO-Wiederholungen sowie der Patientenselektion gibt es jedoch in der Fachliteratur noch Diskussionspunkte. So wird die HBO in den meisten Fällen erst nach erfolgloser Standardtherapie angewandt, wohingegen andere Studien einen Einsatz der HBO umgehend nach Diagnosestellung einer chronischen Osteomyelitis favorisieren (Yu et al. 2011). Ebenso ist die optimale Anzahl der HBO-Anwendungen bei der Osteomyelitistherapie derzeit noch nicht vollständig geklärt. Die UHMS empfiehlt eine HBO-Therapie von mindestens 40 Tauchgängen in Verbindung mit hochdosierter intravenöser Antibiose, entsprechend einer Behandlungsdauer von 7–8 Wochen bei 5–6maliger HBO-Anwendung pro Woche. Derart lange Therapiezeiten sind jedoch hinsichtlich der Compliance der Patienten sowie der hohen Therapiekosten kritisch zu bewerten, weshalb evaluiert werden muss, ob nicht auch weniger HBO-Anwendungen gleiche Effekte erzielen können (Ahmed et al. 2009; Handschel et al. 2007). Demgegenüber steht ein Fallbericht von Lentrodt et al., bei dem ein Patient zur vollständigen Infektsanierung 120 HBO-Behandlungen benötigte. Dieser Fall stellt die Frage auf, ob aufgrund der schlechten Blutversorgung des chronisch infizierten Knochens, möglicherweise eine sehr langfristige HBO-Anwendung erforderlich ist, um durch die HBO-induzierte Neoangiogenese einen adäquaten Blutfluss wiederherzustellen und so die für die knöchernen Remodellingprozesse essentielle Sauerstoffkonzentration gewährleisten zu können (Lentrodt et al. 2007).

Eine Übersicht über die HBO-Protokolle der aktuellen Studienlage liefert Tab. 3.3.

Tab. 3.3 HBO-Schema bei chronisch refraktärer Osteomyelitis (Studienlage 2002–2011)

Studie	Erkrankung	HBO-Schema	Anzahl der HBOT	Zeitpunkt der 1.HBOT
Yu et al. 2011	Sternale OM	2,5 ATA, 90 min, 1xtgl., 5/Woche	21,3 ± 2,5	>2 Wochen nach Diagnose
Sandner et al. 2009	OM Schädelbasis	2,4 ATA, 90 min, 1xtgl., 5/Woche	15–41	Mehrere Wochen/Monate nach Symptombeginn
Ahmed et al. 2009	Spinale OM	2,0–2,4 ATA, 90 min +2x10 min airbreak, 1xtgl., 5/Woche	30	1 Woche nach chirurg. Debridement (4/6 Pat.) bzw. nach Versagen der Antibiose (2/6 Pat.)
Handschel et al. 2007	OM Mandibula	Keine Angabe	34,5–43	Sofort nach Diagnosestellung
Lentrodt et al. 2007	OM Mandibula	2,4 ATA, 90 min, 1xtgl., 5/Woche	40–120	Nach mehrfacher Rezidiverung
Chen et al. 2004	OM Femur	2,5 ATA, 120 min (inkl. 4x5 min airbreak), 1xtgl., 5/Woche	18–75 (mittel 32,2)	Nach wiederholter chirurgischer Behandlung und Antibiose
Chen et al. 2003	OM Tibia	2,5 ATA, 120 min (inkl. 4x5 min airbreak), 1xtgl., 5/Woche	30–60 (mittel 33,6)	Nach wiederholter chirurgischer Behandlung und Antibiose

OM Osteomyelitis

3.4 Patientenselektion

Hinsichtlich der Auswahl der Patienten, welche von einer additiven HBO-Therapie am meisten profitieren, lässt sich die Einteilung der Osteomyelitis nach der Cierny-Mader-Klassifikation heranziehen (siehe Tab. 3.4) (Kaide und Khandelwal 2008).

Tab. 3.4 Cierny-Mader-Klassifikation der Osteomyelitis. (Cierny et al. 2003; Zimmerli und Fluckiger 2004)

Cierny-Mader-Klassifikation der Osteomyelitis	
Anatomische Ausdehnung der Infektion	
Stadium 1: medulläre Osteomyelitis	
Nekrose auf Mark und endostale Oberfläche beschränkt	
Ursache: Marknagelinfekt oder hämatogene Osteomyelitis	
Stadium 2: oberflächige Osteomyelitis	
Nekrose auf Kortikalis beschränkt	
Ursache: Infektion von benachbartem Infektherd oder tiefer Wunde	
Stadium 3: lokalisierte Osteomyelitis	
Kombination von Stadium 1 und 2, lokalisiert und mechanisch stabil	
Ursache: Operation, Trauma oder fortgeschrittenes Stadium 1 oder 2	
Stadium 4: diffuse Osteomyelitis	
Infekt/Nekrose umfasst die ganze Zirkumferenz, mechanisch instabil	
Ursache: Operation, Trauma oder fortgeschrittenes Stadium 3	
Physiologischer Zustand des Patienten	
A-Patient:	
Keine Komorbidität	
Systemische Risikofaktoren (Bs)	
Lokalisierte Risikofaktoren (Bl)	
Systemisch und lokalisierte Risikofaktoren (Bsl)	
C-Patient:	
Behandlung belastender als Krankheit	
Systemische Risikofaktoren (Bs)	*Lokale Risikofaktoren (Bl)*
Malnutrition	Chronisches Lymphödem
Nieren- oder Leberinsuffizienz	Chronisch venöse Insuffizienz
Diabetes mellitus	Makroangiopathie
Respiratorische Insuffizienz	Arthritis
Immunstörung (z. B. AIDS ,Granulozytendefekt, Komplementdefekt)	Ausgedehnte Narbenbildung
Malignom	Strahlenfibrose
Neugeborene oder sehr Betagte	Vaskulitis der kleinen Gefäße
Immunsuppression (z. B. Chemotherapie, Transplantation etc.)	Neuropathie
	Nikotinabusus

Tab. 3.5 Inhalte zukünftiger Studien zum Thema Osteomyelitisbehandlung mit HBO. (Bennett et al. 2005; Tiemann et al. 2008)

Inhalte zukünftiger Studien zum Thema Osteomyelitisbehandlung mit HBO
Ausreichende Anzahl von Studienpatienten zur Ermöglichung einer statistisch exakten und validen Auswertung
Strenge Definition und Selektion der teilnehmenden Patienten
Klare Definition des HBO-Schemas (Druck/Zeitraum pro Sitzung)
Exakt definierte Therapie der Vergleichsgruppe
Verblindung der Studie
Exakte Darstellung der Studienergebnisse anhand statistischer Kriterien
Dokumentation und Analyse unerwünschter Nebenwirkungen sowie von Therapieversagern
Kosten-Nutzen-Analyse (HBO vs. alternative Maßnahmen)

Diese auf der anatomischen Lokalisation der Osteomyelitis basierende Klassifikation bezieht auch die Abwehrlage des Patienten sowie den Grad der Invalidität mit ein. Neben dem Schweregrad der Infektion fließen beim Staging der Osteomyelitis auch lokale und systemische immunkompromittierende Faktoren mit ein. Zieht man diese Klassifikation und die Ergebnisse der Studien von Chen et al. heran, können vor allem besonders schwere Fälle chronisch refraktärer Osteomyelitiden Grad III–IV von einer zusätzlichen HBO-Therapie profitieren (Chen et al. 2003, 2004; Flückiger und Zimmerle 2001; Kaide und Khandelwal 2008).

Die Beurteilung der klinischen Evidenz bei der Anwendung der hyperbaren Oxygenation wird derzeit noch kontrovers diskutiert. Der deutsche Bundesausschuss der Ärzte und Krankenkassen hatte 2000 in seinem Bericht basierend auf der aktuellen Studienlage den Einsatz der HBO bei der Osteomyelitisbehandlung nicht als evidenz-basiert deklariert, die UHMS hingegen führt die chronisch refraktäre Osteomyelitis bereits seit 1999 als gesicherte Diagnose auf (Tiemann et al. 2008). Tatsache ist, dass die derzeitigen Studien vor allem retrospektive Patientenanalysen mit relativ kleinen Patientenkollektiven ohne Kontrollgruppen darstellen. Zur Beurteilung der Effektivität der HBO und Evaluierung des Evidenzgrades sind daher kontrollierte, randomisierte Multicenter-Studien nötig mit folgenden, in Tab. 3.5 aufgeführten, Inhalten:

4 HBO bei opportunistischen Pilzinfektionen

Invasive fungale Infektionen haben aufgrund der steigenden Anzahl immungeschwächter Patienten in den letzten Jahren deutlich zugenommen und stellen laut epidemiologischen Untersuchungen eine wichtige Gruppe opportunistischer Infektionen dar (Richardson und Lass-Florl 2008; Wagner 2000). Neben hämatologischen Malignomen, Immunsuppression nach Organtransplantationen oder chemotherapie-induzierter Neutropenie gehören auch schwere Verbrennungen, chronische Niereninsuffizienz, schlecht eingestellter Diabetes mellitus sowie iatrogene Immunsuppression durch chronische Steroid- oder Deferoxamintherapie zu den für opportunistische Pilzinfektionen prädisponierenden Faktoren (Barratt et al. 2001; John et al. 2005; Richardson und Lass-Florl 2008; Tragiannidis und Groll 2009). Die häufigsten humanpathogenen Erreger sind vor allem Vertreter der Candida- sowie Aspergillusspezies, wobei Infektionen durch Spross- bzw. Hefepilze in erster Linie auf Candida albicans sowie bei den Schimmelpilzen mit über 90 % auf Aspergillus fumigatus zurückzuführen sind (Wagner 2000). Daneben treten bei immunkompromittierten Patienten auch Infektionen durch Zygomyzeten auf, wobei nur wenige Arten aus der Ordnung der Mucorales, wie Rhizopus oryzae, Mucor circinelloides, Rhizomucor pusillus oder Absidia corymbifera humanmedizinische Bedeutung haben (Hof und Dörries 2005; John et al. 2005; Richardson und Lass-Florl 2008). Die pathophysiologischen Mechanismen bei der Entstehung der invasiven fungalen Infektionen sind dahingehend dieselben, als dass die verschiedenen Erreger die Fähigkeit zur Gefäßinvasion mit intravasalem Wachstum und der Ausbildung von Pseudothrombosen zeigen. Als Folge dieses invasiven Wachstums resultieren Gewebsischämien sowie Nekrosebildung in Knochen- und Weichteilgeweben. Die damit einhergehende Gewebsazidose treibt das fungale Wachstum und so den infektiösen Prozess weiter an, wodurch sich die Progression der Infektion zu einem „Circulus vitiosus" entwickelt (Barratt et al. 2001; Hof und Dörries 2005; Segal et al. 2007).

D. Maurer, *Hyperbare Oxygenation in der Infektiologie,* essentials,
DOI 10.1007/978-3-658-11711-5_4

Klinisch treten die opportunistischen Pilzinfektionen vor allem als rhino-orbito-zerebrale sowie pulmonale Manifestationen auf. Daneben können aber auch Weichteilinfektionen, gastrointestinale sowie disseminierte Infektionen das Bild einer invasiven Mykose bestimmen (John et al. 2005; Segal et al. 2007).

Die Therapie dieser systemischen Pilzinfektionen basiert auf einem multimodalen Behandlungskonzept bestehend aus aggressiver antimykotischer Medikation, und chirurgischem Debridement (Segal et al. 2007). Bei den Mucormycosen sowie Aspergillosen wird derzeit Amphotericin B als first-line-Therapeutikum verwendet, bei systemischen Candidainfektionen kann jedoch auch auf hochwirksame Triazole (z. B. Fluconazol, Itraconazol, Voriconazol) oder Echinocandine (z. B. Caspofungin) zurückgegriffen werden (Hof und Dörries 2005; John et al. 2005). Aufgrund der Schwere der Infektionen werden aber auch additive Maßnahmen, wie die Gabe von Interferon gamma oder die Leukopoiese fördernden Faktoren (G-CSF) sowie die Anwendung der HBO herangezogen (Farina et al. 2012; Segal et al. 2007).

4.1 Experimentelle Datenlage

Die pathophysiologische Basis der Wirkmechanismen der HBO bei den invasiven fungalen Infektionen ist nicht vollständig geklärt. Pilze der Aspergillus- oder Mucoralesgruppe sind obligate Aerobier, weshalb die direkten toxischen Effekte hyperbaren Sauerstoffs, wie die Sauerstoffradikalbildung, eine eher untergeordnete Rolle zu spielen scheinen (Segal et al. 2007). So zeigte sich in vitro, dass das Wachstum von Candida albicans erst ab einem Umgebungsdruck von mehr als 10 ATA direkt inhibiert wird (Gudewicz et al. 1987). Es wird daher angenommen, dass die HBO vor allem über indirekte Effekte gegen invasive Pilzinfektionen wirkt. Durch die Erhöhung des Sauerstoffpartialdrucks im Gewebe führt die HBO zum Ausgleich der, für das Pilzwachstum förderlichen Laktatazidose. Zudem wird über die Steigerung der leukozytären Phagozytose die Immunabwehr verbessert (Farina et al. 2012; Segal et al. 2007; Tragiannidis und Groll 2009). Ein weiterer, derzeit diskutierter, potentieller Effekt der HBO könnte in der Beeinflussung der fungalen Phospholipasen liegen. Bei der Pathogenese verschiedener Pilzinfektionen, wie der Aspergillose, Candidose sowie Kryptokokkose, spielen diese Enzyme eine wichtige Rolle, indem sie über Hydrolysierungen von membranständigen Phospholipiden zur Zelldestruktion beitragen. Giulivi et al. konnten an Ratten zeigen, dass die Phospholipase A2 bei einer hyperbaren Oxygenation bei 2,0 ATA signifikant abnimmt, wobei die Inaktivierung des Enzyms offensichtlich durch die Produktion von Superoxiden bewerkstelligt wird. Jedoch ist dieser pathophysiologische Mechanismus bezogen auf die fungalen Phospholipasen derzeit nur von theoretischer Natur und somit Gegenstand weiterer experimenteller Nachforschungen (Garcia-Covarrubias et al. 2002; Giulivi et al. 1995).

Der entscheidende Mechanismus der HBO bei der Bekämpfung invasiver, opportunistischer Pilzinfektion resultiert aus der Kombination der HBO mit verschiedenen antimykotischen Substanzen. Bereits 1986 zeigten Sokol-Anderson et al., dass die fungizide Aktivität von Amphotericin B unter hypoxischen Bedingungen um 80 % reduziert ist. Sie schlossen daraus, dass die Wirkung der Polyene neben Ihrer Affinität zu dem für die zytoplasmatischen Membranen wichtigen Fettbaustein Ergosterin auch auf der Bildung von Sauerstoffradikalen über den Weg der Autooxidation beruht (Hof und Dörries 2005; Sokol-Anderson et al. 1986). Kurze Zeit später wiesen Gudewicz et al. experimentell einen additiven Effekt der HBO zu Amphotericin B nach (Gudewicz et al. 1987).

Die derzeit aktuellsten Erkenntnisse über die Wirkung der HBO in Kombination mit Antimykotika stellen die Ergebnisse der experimentellen in vitro-Studien von Farina et al. dar. Bei 22 verschiedenen Zygomycetenstämmen zeigte sich bei einer kombinierten Anwendung der HBO mit den Antimykotika Amphotericin B, Caspofungin, sowie Itra-, Posa-, und Voriconazol nach 24 bzw. 72 h eine signifikante Abnahme der minimal inhibitorischen Konzentrationen der verwendeten Substanzen. Zwar konnte bereits die Erhöhung des Sauerstoffgehalts von 21 auf 100 % unter normobaren Bedingungen einen inhibitorischen Effekt erzielen, eine vollständige Wachstumsinhibierung der Zygomyceten trat jedoch erst bei hyperbarer Inkubation auf. Hinsichtlich des Behandlungsdruckes war eine maximale Reduktion der MIC bereits bei 2,0 ATA erreichbar und konnte bei einer Erhöhung auf 3,0 ATA nicht mehr gesteigert werden, woraus geschlossen wurde, dass zwischen den erreichten pO_2-Werten von 1520 bzw. 2300 mmHg kein therapeutischer Unterschied besteht (Farina et al. 2012). Nachfolgende Tab. 4.1 fasst die MIC-Reduktion durch die HBO bei den einzelnen Antimykotika zusammen:

Tab. 4.1 MIC-Reduktion gegen Zygomyceten durch HBO. (Farina et al. 2012)

Substanzen	MIC_{50}	MIC_{90}	$MIC_{50\ und\ 90}$	$MIC_{50\ und\ 90}$
Amphotericin B	0,5	1	≤0,0016	≤0,0016
Ketoconazol	2	>16	≤0,012	≤0,012
Itraconazol	2	>16	≤0,0016	≤0,0016
Posaconazol	1	>8	≤0,023	≤0,023
Voriconazol	>16	>16	≤0,012	≤0,012
Caspofungin	>16	>16	≤0,25	≤0,25

MIC_{50} Minimal inhibitorische Konzentration, bei welcher 50 % des Pilzes inhibiert werden (mg/l), MIC_{90} Minimal inhibitorische Konzentration, bei welcher 90 % des Pilzes inhibiert werden (mg/l)

Wurden die Kulturen jedoch nach der HBO-Anwendung wieder unter normobaren Bedingungen inkubiert, trat das Pilzwachstum rasch wieder auf, woraus geschlossen werden kann, dass der HBO-Effekt gegen Zygomyceten zeitabhängig ist. Die Ergebnisse dieser in-vitro Studie zeigen jedoch ganz klar den synergistischen Effekt der HBO in Verbindung mit Antimykotika und liefern die Basis für einen vollständig neuen Ansatz in der antifungalen Therapie, bei der nicht die Kombination verschiedener Antimykotika sondern die simultane Anwendung eines Antimykotikums und der HBO im Zentrum des Therapiekonzeptes stehen. Jedoch muss einschränkend betont werden, dass eine permanente HBO-Therapie bei 2 bzw. 3 ATA über 72 h aus Gründen der Sauerstofftoxizität beim Menschen nicht durchführbar ist und daher die in-vivo Effektivität aus den in-vitro Ergebnissen nicht beurteilt werden kann (Farina et al. 2012).

Die Problematik des Vergleichs von in vivo und in-vitro Ergebnissen wird vor allem bei der Betrachtung der experimentellen in-vitro-Studie von Barrat et al. deutlich, bei der die Kombination von Amphotericin B und HBO gegenüber einer alleinigen Medikationen keinen Vorteil erzielen konnte. Zwar wurde gegenüber einer unbehandelten Vergleichsgruppe sowohl in der HBO + AmB-Gruppe als auch der reinen AmB-Gruppe eine deutliche Mortalitätsreduktion verzeichnet, zwischen den Therapiegruppen wurden jedoch keine signifikanten Unterschiede erkennbar. Im Gegensatz zu Farina et al. schlossen die Autoren dieser Studie, dass basierend auf den derzeitigen pathophysiologischen Erkenntnissen die Effektivität der HBO zwar nachvollziehbar ist, jedoch das Behandlungsschema bei 2,0 ATA zu harmlos für eine in-vivo Bekämpfung von Zygomyceten zu sein scheint und daher in Zukunft aggressivere HBO-Schemata getestet werden müssten (Barratt et al. 2001; Farina et al. 2012).

4.2 Klinische Datenlage

Die klinische Datenlage bezüglich der Anwendung der HBO bei opportunistischen Pilzinfektionen ist nach wie vor limitiert und basiert vor allem auf Fallberichten der 80er und 90er Jahre sowie vereinzelten, aktuelleren retrospektiven Studien (Farina et al. 2012; Tragiannidis und Groll 2009).

Ferguson et al. evaluierten bereits 1988 den Effekt der HBO als Teil eines multimodalen Behandlungskonzeptes bei Patienten mit rhinocerebraler Mukormykose. In einer retrospektiven Studie an 13 Patienten, überlebten 4 von 6 HBO-behandelten Patienten die Infektion, entsprechend einer Überlebensrate von 67 %, wohingegen 4 der 7 Patienten, die keine additive HBO erhielten, verstarben. Trotz der kleinen Anzahl der untersuchten Fälle, konnte durch eine zusätzliche HBO-Therapie eine Mortalitätsreduktion um etwa 24 % beobachtet werden (Ferguson et al. 1988).

In zwei aktuellen retrospektiven Studien an insgesamt 24 Patienten mit einer invasiven Mukormykose bzw. Aspergillose war eine Überlebensrate von 50–60 % zu verzeichnen. Verglichen mit den allgemein hohen Mortalitätsraten bei einem opportunistischen Aspergillus- bzw. Zygomyzetenbefall von 60–100 %, weisen die derzeitigen retrospektiven Daten durchaus auf den Benefit der HBO als Teil einer multimodalen Therapie hin (Ferguson et al. 1988; Garcia-Covarrubias et al. 2002; Segal et al. 2007).

Hamzany et al. untersuchten in einer retrospektiven Studie an 60 Patienten mit einer malignen Otitis externa (MEO) das Outcome von Patienten mit fungalem Befall. Die MEO fungalen Ursprungs stellt verglichen mit den bakteriellen malignen Otitiden eine vergleichsweise seltene Form dar und entsteht vor allem als opportunistische Infektion auf dem Boden einer über längere Zeit antibiotisch behandelten bakteriellen MEO. Trotz einer Mortalitätsreduktion von 50 auf 10–20 % durch die moderne antibiotische bzw. antifungale Therapie zeigen sich auch heute noch aggressive, persistierende Fälle der MEO mit fatalem Ausgang, weshalb das Interesse an additiven Behandlungsmethoden wie der HBO zunimmt (Chen et al. 2010; Hamzany et al. 2011; Soudry et al. 2011).

Bei 9 Fällen mit größtenteils durch Candida- und Aspergilluspilze verursachten malignen Otitiden, lag nach einer mehrwöchigen chirurgischen, antimykotischen sowie hyperbaren Therapie die spezifische Überlebensrate für die fungale MEO bei 83 %. Zudem waren 67 % der Fälle im Langzeit-Follow-up rezidivfrei. Obwohl derzeit noch keine Evidenz für den Nutzen der HBO bei der fungalen MEO vorliegt, geben die existierenden Daten Anlass dazu, die HBO als additive Maßnahme zur medikamentösen sowie chirurgischen Standardtherapie zu betrachten (Hamzany et al. 2011).

4.3 HBO-Schema bei invasiven Pilzinfektionen

Bezüglich des bei opportunistischen, invasiven Pilzinfektionen angewandten HBO-Schemas sind die aktuellen Berichte durchaus einheitlich. So wird die HBO offensichtlich generell bei 2,0 ATA, 90-minütiger Dauer (+ mehrere 5–10 minütige air-breaks) ein- bis dreimal täglich angewandt. Daraus resultieren bei den meisten therapierten Fällen durchschnittlich 20–30 Anwendungen (Garcia-Covarrubias et al. 2002; Hamzany et al. 2011; Segal et al. 2007). Die Durchführung der HBO bei lediglich 2,0 ATA ist auch dahingehend günstig, als dass bei den invasiven Mykosen mit vorrangig rhino-orbito-zerebraler Manifestation die zerebrale Krampfschwelle infektionsbedingt herabgesetzt ist und daher höhere Behandlungsdrücke aus neurologischer Sicht kontraproduktiv einzustufen sind (Barratt et al. 2001; Segal et al. 2007). Zudem konnte in der Farina-Studie in vitro kein therapeutischer

Unterschied zwischen einer HBO bei 2 oder 3 ATA beobachtet werden (Farina et al. 2012). Jedoch ist die Beurteilung des optimalen Behandlungsdruckes bei der HBO-Therapie von invasiven Mykosen derzeit noch wissenschaftlicher Diskussionspunkt, vor allem auch in Anbetracht der experimentellen in-vivo-Ergebnisse bei 2,0 ATA (Barratt et al. 2001).

In Conclusio kann die HBO vor allem basierend auf den pathophysiologischen Erkenntnissen sowie den experimentellen Ansätzen durchaus als therapeutische Option bei opportunistischen Pilzinfektionen angesehen werden. Zur Sicherung der Evidenz des HBO-Effekts sind aber weitere experimentelle in-vitro sowie klinische Studien mit Vergleichsgruppen erforderlich (Barratt et al. 2001; Garcia-Covarrubias et al. 2002; John et al. 2005; Segal et al. 2007).

5 HBO bei intrakraniellen Abszessen

Hirnabszesse stellen lokale Infektionen des Hirngewebes dar, welche als fokale Enzephalitis (=Zerebritis) ihren Ausgang nehmen und sich in weiterer Folge zu mit Bindegewebe umkapselten Eiteransammlungen entwickeln (Diener und Weimar 2012; Mathisen und Johnson 1997). Bei zerebralen subduralen Empyemen liegt eine Eiteransammlung im Subduralraum vor, wohingegen zerebrale epidurale Abszesse zwischen Dura und Periost lokalisiert sind (Diener und Weimar 2012).

Die Entstehung der Hirnabszesse kann dabei auf mehreren unterschiedlichen Wegen ablaufen, abhängig von der Art und Lokalisation des ursächlichen Infektfokus. Häufige Ursachen zerebraler Abszesse sind:

- fortgeleitete parameningeale Entzündungsherde wie chronische Otitis media, paranasale Sinusitis, odontogene Infektionen oder septische Thrombophlebitis (40–50 %) (Klein und Pfister 2010)
- hämatogene metastatische Absiedlung bei systemischen Infektionen wie Pneumonie, Endokarditis oder Sepsis (30 %) (Klein und Pfister 2010)
- Status post neurochirurgische Eingriffe (10 %) (Klein und Pfister 2010)
- kryptogene Abszesse ohne identifizierbare Ursache bei 10–30 % (Klein und Pfister 2010; Mathisen und Johnson 1997).

Die klinische Präsentation der Hirnabszesse ist von einer Reihe von Faktoren, wie der Größe und Lokalisation des Abszesses, der Virulenz des Erregers sowie von zugrunde liegenden Komorbiditäten abhängig (Mathisen und Johnson 1997). Mit einem Auftreten von 80 % ist der Kopfschmerz das häufigste klinische Symptom des Hirnabszesses oft in Verbindung mit weiteren Hirndruckzeichen wie Übelkeit, Erbrechen, Benommenheit oder Lethargie. Fokalneurologische Ausfälle wie Hemiparese, Aphasie, Ataxie oder Hemihypästhesie sind in 20–50 % der Hirnabszessfälle zu finden. Bei 25–35 % sind zudem fokale oder generalisierte epileptische

D. Maurer, *Hyperbare Oxygenation in der Infektiologie,* essentials,
DOI 10.1007/978-3-658-11711-5_5

Tab. 5.1 Bakterielle Erreger von Hirnabszessen. (Diener und Putzki 2008; Diener und Weimar 2012)

Bakterielle Erreger	Häufigkeit (%)
Streptokokken, vorzugsweise Streptococcus milleri und andere vergrünende nicht hämolysierende Arten, aber auch obligat anaerobe Erreger des Genus Peptostreptococcus	Ca. 50
Obligate Anaerobier, z. B. Bacteroides-Spezies	15–40
Gramnegative aerobe Bakterien, z. B. Enterobakterien und Pseudomonas spp.	15–30
Staphylococcus aureus	10–15
Koagulase-negative Staphylokokken	Ca.10

Anfälle vorhanden. Fieber liegt bei etwa jedem zweiten Patienten mit Hirnabszess vor (Diener und Weimar 2012; Klein und Pfister 2010; Mathisen und Johnson 1997). Mit einer jährlichen Inzidenz von 0,3–1,3/100.000 Einwohner sind Hirnabszesse ein eher seltenes Krankheitsbild, wobei auch große neurologische/neurochirurgische Kliniken selten mehr als 3–5 Fälle pro Jahr verzeichnen (Diener und Weimar 2012; Lampl et al. 2009). Durch den Einsatz neuerer antibiotischer Substanzen, minimal-invasiver chirurgischer Techniken sowie Fortschritte in der Bildgebung konnte die Gesamtletalität der Hirnabszesse von ursprünglich 40–60 % auf heute etwa 10–20 % gesenkt werden (Klein und Pfister 2010; Lampl et al. 2009). Jedoch ist bei einem hohen Prozentsatz der überlebenden Patienten mit Residualschäden, wie erhöhter zerebraler Krampfneigung, fokal-neurologischen Defiziten sowie hirnorganischen Psychosyndromen zu rechnen (Lampl et al. 2009).

In Bezug auf das Erregerspektrum stellen Hirnabszesse typischerweise Mischinfektionen aus anaeroben und mikroaerophilen Bakterien dar (Diener und Weimar 2012). Durch Anlegen von Blutkulturen sowie rascher Gewinnung von Abszessinhalt mittels stereotaktischer Aspirationspunktion oder Abszessexzision ist der Erregernachweis in etwa 80 % der Hirnabszessfälle erfolgreich (Klein und Pfister 2010). Tabelle 5.1 gibt einen Überblick über die bei bakteriellen Hirnabszessen am häufigsten isolierten Erreger:

Diagnostisch ist neben der Erregeridentifizierung die Bildgebung mittels kranialem CT oder MRT die entscheidende Maßnahme, wobei die cMRT in ihrer Sensitivität vor allem während des zerebritischen Frühstadiums der cCT überlegen ist (Diener und Weimar 2012; Klein und Pfister 2010). Jedoch sind auch in der Bildgebung maligne Tumore mit zentraler Nekrose (v. a. Glioblastome) differentialdiagnostisch schwierig von Hirnabszessen abzugrenzen (Diener und Weimar 2012).

Die Behandlung des Hirnabszesses stellt ein multimodales Therapiekonzept aus folgenden Komponenten dar:

- interventionelle/operative Entfernung der Eiteransammlung (Klein und Pfister 2010)
- systemische antibiotische Therapie (Klein und Pfister 2010)
- Behandlung des primären Infektfokus (falls vorhanden) (Klein und Pfister 2010)
- adjuvante Maßnahmen: u. a. Kortikosteroide, antikonvulsive Maßnahmen, Osmotherapeutika, HBO (Diener und Weimar 2012)

Als Standardverfahren der interventionellen Therapie gilt die Abszessaspiration, wobei in den meisten Fällen eine CT- oder MRT-gesteuerte stereotaktische Aspiration erfolgt. Neben einer geringen interventionsbedingten Traumatisierung des Hirngewebes liegt der Vorteil dieses Verfahrens auch in der Möglichkeit zur Anlage einer Spüldrainage. Bei gekammerten Abszessen, Fremdkörpern oder Knochensplittern sowie nach wiederholter erfolgloser stereotaktischer Aspiration ist jedoch die Notwendigkeit einer offenen Abszessexzision gegeben (Diener und Weimar 2012; Klein und Pfister 2010).

Laut der aktuellen Leitlinie der deutschen und österreichischen Gesellschaften für Neurologie ist bei ambulant erworbenen Hirnabszessen nach diagnostischer Eitergewinnung eine systemische Antibiotikakombination aus einem Cephalosporin der 3. Generation (Cefotaxim, Ceftriaxon) in Verbindung mit einem gegen Anaerobier wirksamen Medikament (Metronidazol) sowie Antibiotikum gegen Staphylokokken (z. B. Vancomycin, Rifampicin, Flucloxacillin, Fosfomycin, Linezolid) einzuleiten (Diener und Weimar 2012; Klein und Pfister 2010). Aufgrund ihrer guten ZNS-Gängigkeit kann zudem bei Versagen der Standardtherapie auf Quinolone (Cipro-, Moxi-, Ofloxacin) sowie Linezolid oder Fosfomycin im Sinne eines Heilversuches zurückgegriffen werden (Diener und Weimar 2012; Mathisen und Johnson 1997). Die Dauer der antibiotischen Therapie wird in der Literatur mit einer intravenösen Applikation von 6–8 Wochen angegeben. Zudem empfehlen mehrere Institutionen eine zusätzliche orale Antibiose für 2–3 Monate zur Beseitigung etwaiger Residualinfektionen bzw. zur Rezidivprävention (Mathisen und Johnson 1997).

5.1 Rationale für den HBO-Einsatz bei Hirnabszessen

Die Rationale zum Einsatz der hyperbaren Sauerstofftherapie bei intrakraniellen Abszessen ist durch 5 HBO-Wirkmechanismen begründet, welche im Folgenden aufgeführt sind (Lampl et al. 2009):

1. *Bakteriotoxische Wirkung des Sauerstoffs:*

Durch den unter HBO erzielten P_aO_2 von 1500 bis 2000 mmHg und der damit verbundenen Hyperoxygenierung des Gewebes resultiert eine direkte bakteriotoxische Wirkung des Sauerstoffs auf anaerobe Keime über Sauerstoffradikalbildung. Zudem wirkt die HBO auf einige aerobe Bakterien bakteriostatisch (Lampl et al. 2009).

2. *Reduktion des intrakraniellen Drucks (ICP):*

Durch die zunehmende intrakranielle Raumforderung aufgrund des Abszesses selbst bzw. bedingt durch die perifokale Ödembildung resultiert ein sukzessiver Anstieg des ICP. Über die HBO-vermittelte Beeinflussung der zerebralen Gefäßautoregulation im Sinne einer Vasokonstriktion unter hohem P_aO_2 kommt es zur Abnahme des zerebralen Blutflusses und in weiterer Folge zur Reduktion des intrakraniellen Blutvolumens. Daraus resultiert letztlich die Abnahme des ICP. Dabei ist im Gegensatz zur normobaren Hyperoxygenierung stets eine suffiziente Gewebeoxygenierung sichergestellt (Lampl et al. 2009).

3. *Verbesserung der Immunabwehr:*

Unter hyperbarer Oxygenierung resultiert eine deutliche Zunahme der Phagozytoseleistung von Makrophagen sowie Radikalbildung durch neutrophile Granulozyten, wodurch in Summe die leukozytäre Abwehr gesteigert wird. Hinsichtlich einer bei zerebralen Abszessen oft gleichzeitig vorliegenden Osteomyelitis ist dieser HBO-Effekt somit in zweifacher Weise hilfreich (Lampl et al. 2009).

4. *HBO-Antibiotika-Synergismus:*

Es hat sich gezeigt, dass die Wirkung verschiedener Antibiotika unter Bedingungen mit niedrigen Sauerstoffpartialdrücken, wie z. B. in zerebralen Abszesshöhlen deutlich herabgesetzt ist. So ist die Wirkung von Aminoglykosiden aufgrund des gehemmten intrazellulären Transports unter hypoxischen Bedingungen stark eingeschränkt. Unter Hyperoxie hingegen resultiert ein synergistischer Effekt von Sauerstoff und Aminoglykosid. Da diese Antibiotikagruppe eine der wenigen direkt in den Liquor cerebrospinalis applizierbaren Substanzen darstellt, ergibt sich die Rationale für den kombinierten HBO- und Aminoglykosideinsatz beim intrakraniellen Abszess (Lampl et al. 2009).

5. *Verbesserung der Passage von Antibiotika durch die Blut-Hirn-Schranke:*

Es wird angenommen, dass unter hyperbarer Oxygenierung eine passagere Öffnung der Blut-Hirn-Schranke induziert wird und dadurch systemisch applizierte Antibiotika leichter in den Liquorraum diffundieren können (Lampl et al. 2009; Mathieu 2006). Jedoch wird dieser Wirkmechanismus noch kontrovers diskutiert, da rezente experimentelle Studien unter HBO einerseits eine Abnahme der BHS-Permeabilität, andererseits aber eine Steigerung der BHS-Schädigung zeigen (Avtan et al. 2011; Veltkamp et al. 2005).

5.2 Experimentelle Datenlage

Derzeit liegt nur eine experimentelle Studie zur HBO bei Hirnabszessen vor. Bilic et al. untersuchten 2012 im Rattenexperiment die Effektivität einer antibiotischen Therapie (AB) mit Ceftriaxon, einer hyperbaren Oxygenation mit 3,0 ATA Druck sowie die Kombination aus beiden Therapien bei künstlich induzierten Hirnabszessen durch Staphylococcus aureus. Neben einer gesteigerten Neoangiogenese mit signifikanter Zunahme der Gefäßdichte zeigten die HBO und HBO + AB-Gruppen eine signifikante Reduktion des Abszessvolumens um 66,7 bzw. 80,1 % gegenüber der reinen AB-Gruppe. Zudem konnte durch die HBO + AB-Kombination eine weitere Reduktion des Abszessvolumens um 40,3 % verzeichnet werden. Jedoch waren diese Daten lediglich am dritten Therapietag statistisch signifikant, so dass die Autoren dieser Studie einen positiven HBO-Effekt nur in der Frühphase der Abszessheilung postulieren konnten (Bilic et al. 2012).

5.3 Klinische Datenlage

Die klinische Datenlage zur HBO beim intrakraniellen Abszess ist bis heute auf wenige Case-Reports und retrospektive unkontrollierte Fallserien begrenzt. Randomisierte klinische Studien zu Hirnabszessen mit oder ohne hyperbarer Oxygenierung existieren nicht (Diener und Weimar 2012). Derzeit kann nur anhand der Ergebnisse zweier klinischer Berichte ein, der HBO zuschreibbarer positiver Effekt beim Hirnabszess vermutet werden. Kutlay et al. untersuchten 2005 in einer retrospektiven Fallserie den therapeutischen Effekt einer Kombinationstherapie aus stereotaktischer Abszessaspiration, systemischer Antibiose (Cefotaxim + Metronidazol) und hyperbarer Oxygenierung. Nach 9,5 Monaten Follow-up konnte die

Gruppe eine 100 %ige Rezidivfreiheit sowie bei 9 von 13 Patienten ein klinisches Ergebnis ohne neurologische Residualschäden verzeichnen. Zudem lag die Dauer der intravenösen Antibiose bei lediglich 4 Wochen und war damit deutlich kürzer als die in der Literatur angegebenen 6–8 Wochen ohne adjuvante HBO (Kutlay et al. 2005). Ähnliche Ergebnisse erhielt eine Grazer Gruppe um Kurschel 2006. In deren Bericht über 5 Kinder mit supratentoriellen Hirnabszessen waren nach einem Beobachtungszeitraum von 21 Monaten alle Patienten abszessfrei. 4 von 5 Kindern zeigten keine neurologischen Residualschäden. Nur ein Kind wies eine milde, partielle Aphasie auf. Hinsichtlich der Antibiotikadauer konnte bis auf ein, aufgrund einer akuten lymphatischen Leukämie immunsupprimiertes Kind, eine verkürzte i.v.-Antibiose von 13–32 Tagen durchgeführt werden (Kurschel et al. 2006). Demnach lässt sich anhand dieser Ergebnisse eine auf der HBO beruhende Verkürzung der Antibiosendauer und somit auch der klinischen Aufenthaltsdauer annehmen. Ob dieser Effekt auf dem HBO-Antibiotika-Synergismus, dem sequentiellen Öffnen der BHS oder einem noch unbekannten HBO-Mechanismus beruht, bleibt jedoch weiter ungeklärt. Nachfolgende Tab. 5.2 gibt eine Übersicht über die Charakteristika, HBO-Protokolle und Ergebnisse der Fallserien von Kutlay et al. und Kurschel et al.:

Tab. 5.2 Klinische Ergebnisse zur HBO beim Hirnabszess. (Kurschel et al. 2006; Kutlay et al. 2005)

Autoren	*n*	Therapie	HBO-Protokoll	HBO-Anzahl	Ergebnisse
Kutlay et al. 2005	13	stereo. Asp. AB-Kombi HBO	2,5 ATA/60 min, 2xtgl., Tag 1–5 2,5 ATA/90 min, 1xtgl., Tag 6–30	35	Deutliche Verkürzung der Antibiosendauer gegenüber Literaturangaben ohne HBO
					0 % Rezidivrate im 9,5-monatigen Follow-up
					9 von 13 Patienten ohne neurologische Residualschäden
Kurschel et al. 2005	5 (Kinder)	stereo. Asp. chir. Excision AB-Kombi HBO	2,2 ATA/60 min, 1xtgl.	26–45	Deutliche Verkürzung der Antibiosendauer gegenüber Literaturangaben ohne HBO
					0 % Rezidivrate im 21-monatigen Follow-up
					4 von 5 Kindern ohne neurologische Residualschäden

n Patientenanzahl, *stereo. Asp.* stereotaktische Aspiration, *AB-Kombi* antibtiotische Kombinationstherapie

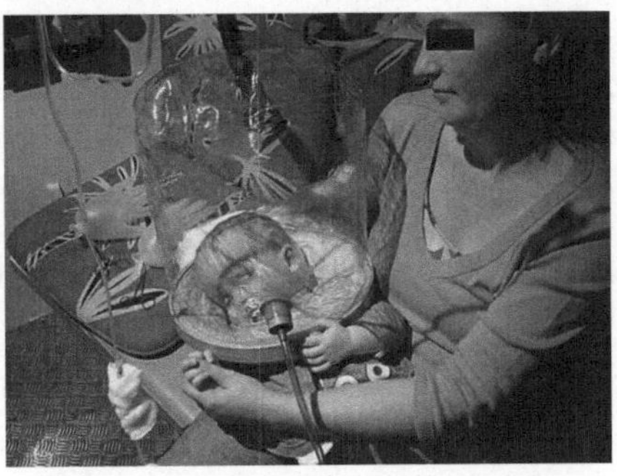

Abb. 5.1 8-monatiger Säugling mit epiduralem Abszess während HBO. (Baechli et al. 2008)

Dass die HBO beim intrakraniellen Abszess eine sichere adjuvante Therapieoption darstellt, zeigt sich anhand eines Case-Reports über einen 8 Monate alten Säugling mit epiduralem Abszess als Komplikation nach operativer Behandlung einer Arachnoidalzyste (vgl. Abb. 5.1). Eine HBO unter 2,4 ATA/2x45 min führte nach 20 Wiederholungen bei gleichzeitiger systemischer Antibiose zur kompletten Auflösung des epiduralen Abszesses. Zudem war anhand der MRT-Befunde eine deutliche Regression des Hydrozephalus und der retrozerebellären Arachnoidalzyste zu beobachten. Auf die HBO zurückzuführende Nebenwirkungen oder Komplikationen bestanden im ganzen Therapieablauf nicht (Baechli et al. 2008).

Einem Bericht von Lampl et al. 2009 zu Folge kann derzeit an HBO-Zentren in Deutschland, Österreich, Frankreich und USA in Summe über 65 Patienten mit Hirnabszessen und HBO-Anwendung berichtet werden, mit einer Gesamtmortalitätsrate von lediglich 3,1 % (Lampl et al. 2009).

5.4 Aktuelle Indikationslage zur HBO bei Hirnabszessen

So kann laut Lampl und Kindwall in Übereinstimmung mit der UHMS aktuell die Indikation zur adjuvanten HBO beim intrakraniellen Abszess nach folgenden Kriterien definiert werden (Kindwall und Whelan 2004; Lampl et al. 2009).

- Vorliegen multipler Abszesse
- Nachweis von Anaerobiern oder gemischten Infektionen im Liquor/Abszesseiter
- Lage der Abszesse in tiefen oder dominanten Hirnregionen
- Nichtansprechen der chirurgischen und antibiotischen Standardtherapie bzw. weitere klinische Verschlechterung
- hohes perioperatives Risiko oder Vorliegen von Kontraindikationen zur operativen Abszesssanierung

Hinsichtlich des HBO-Protokolls liegt bis dato kein einheitlicher, internationaler Konsensus vor. Im US-amerikanischen Bereich wird derzeit auf eine 1-2mal tägliche HBO unter 2,5 ATA und einer Anwendungsdauer von 60–90 min zurückgegriffen. Die Anzahl der notwendigen HBO-Sessions sollte dabei auf individueller Basis in Übereinstimmung mit der jeweiligen klinischen und radiologischen Befundkonstellation festgelegt werden (Kindwall und Whelan 2004; Lampl et al. 2009).

Was Sie aus diesem Essential mitnehmen können

- Die hyperbare Oxygenation induziert im menschlichen Organismus Wirkeffekte, welche in ihrer Gesamtheit entscheidend bei der Behandlung von verschiedenen invasiven Gewebeinfektionen genutzt werden können. Durch Steigerung der Phagozytoseleistung von Leukozyten sowie bakteriostatische und bakterizide Effekte auf Aerobier und Anaerobier trägt die HBO entscheidend zur Infektbekämpfung bei. Über die Induktion der Neubildung von Knochen- und Weichteilgeweben sowie Gefäßaussprossung wirkt die HBO zudem regenerativ nach invasiver Weichteilinfektion.
- In der klinischen Anwendung zeigen sich durch die HBO bei nekrotisierenden Weichteilinfektionen studienübergreifend eine signifikante Reduktion der Mortalität sowie eine deutliche Verbesserung des poststationären Langzeitüberlebens. Bei unterschiedlichen klinischen Manifestationen der Osteomyelitis kann durch die HBO ein deutlicher Anstieg kompletter Wundremissionen erzielt werden. Dabei scheint ein durch die HBO ausgelöster Synergismus aus molekularem Sauerstoff und antibiotischen Substanzen eine zentrale Rolle in der Infektbehandlung einzunehmen. Die verbesserte Wirkung von Antimykotika unter hyperbarer Oxygenation ist vor allem im in-vitro-Experiment belegt worden. Endgültige Aussagen über den klinischen Benefit können jedoch aufgrund der begrenzten Datenlage hierzu noch nicht getroffen werden.
- Aus experimenteller Hinsicht ist die Wirkung der HBO bei invasiven Weichteilinfektionen ausgehend von bakteriellen und fungalen Infektionen studienübergreifend belegt. Im klinischen Einsatz bedarf die Entscheidung zur HBO jedoch stets einer genauen Patientenevaluierung mit Beurteilung des zu erwartenden Benefit. Nicht zuletzt deswegen wird die HBO bei invasiven Infektionen primär intensivmedizinischen Patienten bei Versagen konventioneller Therapieschemata zugeführt.

D. Maurer, *Hyperbare Oxygenation in der Infektiologie,* essentials,
DOI 10.1007/978-3-658-11711-5

Weiterführende Literatur

Ahmed, R., Severson, M. A., & Traynelis, V. C. (2009). Role of hyperbaric oxygen therapy in the treatment of bacterial spinal osteomyelitis. *Journal of Neurosurgery Spine, 10*(1), 16–20. doi:10.3171/2008.10.SPI08606.

Avtan, S. M., Kaya, M., Orhan, N., Arslan, A., Arican, N., Toklu, A. S., Gürses, C., Elmas, I., Kucuk, M., & Ahishali, B. (2011). The effects of hyperbaric oxygen therapy on blood-brain barrier permeability in septic rats. *Brain Research, 1412,* 63–72. doi:10.1016/j.brainres.2011.07.020; 10.1016/j.brainres.2011.07.020.

Baechli, H., Schmutz, J., & Mayr, J. M. (2008). Hyperbaric oxygen therapy (HBO) for the treatment of an epidural abscess in the posterior fossa in an 8-month-old infant. *Pediatric Neurosurgery, 44*(3), 239–242. doi:10.1159/000121383.

Barratt, D. M., Van Meter, K., Asmar, P., Nolan, T., Trahan, C., Garcia-Covarrubias, L., & Metzinger, S. E. (2001). Hyperbaric oxygen as an adjunct in zygomycosis: Randomized controlled trial in a murine model. *Antimicrobial Agents and Chemotherapy, 45*(12), 3601–3602. doi:10.1128/AAC.45.12.3601-3602.2001.

Bennett, M. H., Stanford, R., & Turner, R. (2005). Hyperbaric oxygen therapy for promoting fracture healing and treating fracture non-union. *Cochrane Database of Systematic Reviews (Online), 1*(1), CD004712. doi:10.1002/14651858.CD004712.pub2.

Bilic, I., Petri, N. M., Krstulja, M., Vuckovic, M., Salamunic, I., Kraljevic, K. S., Capkun, V., & Lusic, I. (2012). Hyperbaric oxygen is effective in early stage of healing of experimental brain abscess in rats. *Neurological Research, 34*(10), 931–936. doi:10.1179/1743132812Y.0000000091; 10.1179/1743132812Y.0000000091.

Chen, C. E., Shih, S. T., Fu, T. H., Wang, J. W., & Wang, C. J. (2003). Hyperbaric oxygen therapy in the treatment of chronic refractory osteomyelitis: A preliminary report. *Chang Gung Medical Journal, 26*(2), 114–121.

Chen, C. E., Ko, J. Y., Fu, T. H., & Wang, C. J. (2004). Results of chronic osteomyelitis of the femur treated with hyperbaric oxygen: A preliminary report. *Chang Gung Medical Journal, 27*(2), 91–97.

Chen, C. N., Chen, Y. S., Yeh, T. H., Hsu, C. J., & Tseng, F. Y. (2010). Outcomes of malignant external otitis: Survival vs mortality. *Acta Oto-Laryngologica, 130*(1), 89–94. doi:10.3109/00016480902971247.

Cierny, G., 3rd, Mader, J. T., & Penninck, J. J. (2003). A clinical staging system for adult osteomyelitis. *Clinical Orthopaedics and Related Research, 414*(414), 7–24. doi:10.1097/01.blo.0000088564.81746.62.

D. Maurer, *Hyperbare Oxygenation in der Infektiologie,* essentials,
DOI 10.1007/978-3-658-11711-5

Diener, H. C., & Putzki, N. (2008). In Kommission Leitlinien der Deutschen Gesellschaft für Neurologie (Hrsg.), *Leitlinien für Diagnostik und Therapie in der Neurologie* (4., überarbeitete Aufl.). Stuttgart: Thieme.

Diener, H. C., & Weimar, C. (2012). In Kommission Leitlinien der Deutschen Gesellschaft für Neurologie (Hrsg.), *Leitlinien für Diagnostik und Therapie in der Neurologie* (5., vollständig überarbeitete Aufl.). Stuttgart: Thieme.

Escobar, S. J., Slade J. B., Jr., Hunt, T. K., & Cianci, P. (2005). Adjuvant hyperbaric oxygen therapy (HBO2) for treatment of necrotizing fasciitis reduces mortality and amputation rate. *Undersea & Hyperbaric Medicine: Journal of the Undersea and Hyperbaric Medical Society, Inc., 32*(6), 437–443.

Farina, C., Marchesi, G., Passera, M., Diliberto, C., Russello, G., & Favalli, A. (2012). In vitro activity of Amphotericin B against zygomycetes isolated from deep mycoses: A comparative study between incubation in aerobic and hyperbaric atmosphere. *Medical Mycology: Official Publication of the International Society for Human and Animal Mycology, 50*(4), 427–432. doi:10.3109/13693786.2011.614964.

Ferguson, B. J., Mitchell, T. G., Moon, R., Camporesi, E. M., & Farmer, J. (1988). Adjunctive hyperbaric oxygen for treatment of rhinocerebral mucormycosis. *Reviews of Infectious Diseases, 10*(3), 551–559.

Flückiger, A., & Zimmerle, W. (2001). Osteomyelitis. *Schweiz Med Forum, 6,* 133–137.

Garcia-Covarrubias, L., Barratt, D. M., Bartlett, R., Metzinger, S., & Van Meter, K. (2002). Invasive aspergillosis treated with adjunctive hyperbaric oxygenation: A retrospective clinical series at a single institution. *Southern Medical Journal, 95*(4), 450–456.

George, M. E., Rueth, N. M., Skarda, D. E., Chipman, J. G., Quickel, R. R., & Beilman, G. J. (2009). Hyperbaric oxygen does not improve outcome in patients with necrotizing soft tissue infection. *Surgical Infections, 10*(1), 21–28. doi:10.1089/sur.2007.085.

Giulivi, C., Lavagno, C. C., Lucesoli, F., Bermudez, M. J., & Boveris, A. (1995). Lung damage in paraquat poisoning and hyperbaric oxygen exposure: Superoxide-mediated inhibition of phospholipase A2. *Free Radical Biology & Medicine, 18*(2), 203–213.

Gudewicz, T. M., Mader, J. T., & Davis, C. P. (1987). Combined effects of hyperbaric oxygen and antifungal agents on the growth of Candida albicans. *Aviation, Space, and Environmental Medicine, 58*(7), 673–678.

Hamzany, Y., Soudry, E., Preis, M., Hadar, T., Hilly, O., Bishara, J., & Nageris, B. I. (2011). Fungal malignant external otitis. *The Journal of Infection, 62*(3), 226–231. doi:10.1016/j.jinf.2011.01.001.

Handschel, J., Brussermann, S., Depprich, R., Ommerborn, M., Naujoks, C., Kubler, N. R., & Meyer, U. (2007). Evaluation of hyperbaric oxygen therapy in treatment of patients with osteomyelitis of the mandible. [Hyperbare Sauerstofftherapie bei Unterkiefer-Osteomyelitis]. *Mund-, Kiefer- Und Gesichtschirurgie: MKG, 11*(5), 285–290. doi:10.1007/s10006-007-0073-5.

Hassan, Z., Mullins, R. F., Friedman, B. C., Shaver, J. R., Brandigi, C., Alam, B., & Mian, M. A. (2010). Treating necrotizing fasciitis with or without hyperbaric oxygen therapy. *Undersea & Hyperbaric Medicine: Journal of the Undersea and Hyperbaric Medical Society, Inc., 37*(2), 115–123.

Hof, H., & Dörries, R. (2005). In A. Bob & K. Bob (Hrsg.), *Medizinische Mikrobiologie* (3., komplett überarbeitete und erweiterte Aufl.). Stuttgart: Thieme.

Hollabaugh, R. S., Jr., Dmochowski, R. R., Hickerson, W. L., & Cox, C. E. (1998). Fournier's gangrene: Therapeutic impact of hyperbaric oxygen. *Plastic and Reconstructive Surgery, 101*(1), 94–100.

Indications for hyperbaric oxygen therapy – undersea and hyperbaric medical society. http://membership.uhms.org/?page=Indications.

Jain, K. K. (2009). *Textbook of hyperbaric medicine* (5. überarbeitete und erweiterte Aufl.). Göttingen: Hogrefe & Huber Publishers.

Jallali, N., Withey, S., & Butler, P. E. (2005). Hyperbaric oxygen as adjuvant therapy in the management of necrotizing fasciitis. *American Journal of Surgery, 189*(4), 462–466. doi:10.1016/j.amjsurg.2005.01.012.

John, B. V., Chamilos, G., & Kontoyiannis, D. P. (2005). Hyperbaric oxygen as an adjunctive treatment for zygomycosis. *Clinical Microbiology and Infection: The Official Publication of the European Society of Clinical Microbiology and Infectious Diseases, 11*(7), 515–517. doi:10.1111/j.1469-0691.2005.01170.x.

Kaide, C. G., & Khandelwal, S. (2008). Hyperbaric oxygen: Applications in infectious disease. *Emergency Medicine Clinics of North America, 26*(2), 571–595, xi. doi:10.1016/j.emc.2008.01.005.

Kindwall, E. P., & Whelan, H. T. (2004). *Hyperbaric medicine practice* (2., überarbeitete Aufl.). Flagstaff: Best Publishing Company.

Klein, M., & Pfister, H. W. (2010). Bacterial infections of the central nervous system. (Bakterielle Infektionen des Zentralnervensystems). *Der Nervenarzt, 81*(2), 150–161. doi:10.1007/s00115-009-2854-6; 10.1007/s00115-009-2854-6.

Korhonen, K., Hirn, M., & Niinikoski, J. (1998). Hyperbaric oxygen in the treatment of Fournier's gangrene. *The European Journal of Surgery = Acta Chirurgica, 164*(4), 251–255. doi:10.1080/110241598750004463.

Korhonen, K., Klossner, J., Hirn, M., & Niinikoski, J. (1999). Management of clostridial gas gangrene and the role of hyperbaric oxygen. *Annales Chirurgiae Et Gynaecologiae, 88*(2), 139–142.

Kurschel, S., Mohia, A., Weigl, V., & Eder, H. G. (2006). Hyperbaric oxygen therapy for the treatment of brain abscess in children. *Child's Nervous System: ChNS: Official Journal of the International Society for Pediatric Neurosurgery, 22*(1), 38–42. doi:10.1007/s00381-005-1147-z.

Kutlay, M., Colak, A., Yildiz, S., Demircan, N., & Akin, O. N. (2005). Stereotactic aspiration and antibiotic treatment combined with hyperbaric oxygen therapy in the management of bacterial brain abscesses. *Neurosurgery, 57*(6), 1140–1146; discussion 1140-6.

Lampl, L., Frey, G., Fischer, D., & Fischer, S. (2009). Hyperbaric oxygenation: Utility in intensive therapy – Part 2. (Hyperbare Oxygenation – Stellenwert in der Intensivtherapie – Teil 2) *Anasthesiologie, Intensivmedizin, Notfallmedizin, Schmerztherapie: AINS, 44*(10), 652–658. doi:10.1055/s-0029-1242433.

Lentrodt, S., Lentrodt, J., Kubler, N., & Modder, U. (2007). Hyperbaric oxygen for adjuvant therapy for chronically recurrent mandibular osteomyelitis in childhood and adolescence. *Journal of Oral and Maxillofacial Surgery: Official Journal of the American Association of Oral and Maxillofacial Surgeons, 65*(2), 186–191. doi:10.1016/j.joms.2005.11.106.

Leopardi, L. N., Metcalfe, M. S., Forde, A., & Maddern, G. J. (2004). Ite Boerema–surgeon and engineer with a double-dutch legacy to medical technology. *Surgery, 135*(1), 99–103. doi:10.1016/j.surg.2003.08.022.

Martinschek, A., Evers, B., Lampl, L., Gerngross, H., Schmidt, R., & Sparwasser, C. (2012). Prognostic aspects, survival rate, and predisposing risk factors in patients with Fournier's gangrene and necrotizing soft tissue infections: Evaluation of clinical outcome of 55 patients. *Urologia Internationalis, 89*(2), 173–179. doi:10.1159/000339161.

Massey, P. R., Sakran, J. V., Mills, A. M., Sarani, B., Aufhauser, D. D., Jr., Sims, C. A., Pascual, J. L., Kelz, R. R., & Holena, D. N. (2012). Hyperbaric oxygen therapy in necrotizing soft tissue infections. *The Journal of Surgical Research, 177*(1), 146–151. doi:10.1016/j.jss.2012.03.016.

Mathieu, D. (2006). In D. Mathieu (Hrsg.), *Handbook on hyperbaric medicine*. Dordrecht: Springer.

Mathisen, G. E., & Johnson, J. P. (1997). Brain abscess. *Clinical Infectious Diseases: An Official Publication of the Infectious Diseases Society of America, 25*(4), 763–779; quiz 780-1.

Mehl, A. A., Nogueira Filho, D. C., Mantovani, L. M., Grippa, M. M., Berger, R., Krauss, D., & Ribas, D. (2010). Management of Fournier's gangrene: Experience of a university hospital of curitiba. *Revista do Colegio Brasileiro De Cirurgioes, 37*(6), 435–441.

Mendel, V., Reichert, B., Simanowski, H. J., & Scholz, H. C. (1999). Therapy with hyperbaric oxygen and cefazolin for experimental osteomyelitis due to Staphylococcus aureus in rats. *Undersea & Hyperbaric Medicine: Journal of the Undersea and Hyperbaric Medical Society, Inc., 26*(3), 169–174.

Mendel, V., Simanowski, H. J., & Scholz, H. C. (2004). Synergy of HBO2 and a local antibiotic carrier for experimental osteomyelitis due to staphylococcus aureus in rats. *Undersea & Hyperbaric Medicine: Journal of the Undersea and Hyperbaric Medical Society, Inc., 31*(4), 407–416.

Mindrup, S. R., Kealey, G. P., & Fallon, B. (2005). Hyperbaric oxygen for the treatment of Fournier's gangrene. *The Journal of Urology, 173*(6), 1975–1977. doi:10.1097/01.ju.0000158129.56571.05.

Oguz, E., Ekinci, S., Eroglu, M., Bilgic, S., Koca, K., Durusu, M., Kaldirim, U., Sadir, S., Yurttas, Y., Cakmak, G., Kilic, A., Purtuloglu, T., Ozyurek, S., Cekli, Y., Ozkan, H., & Sehirlioglu, A. (2011). Evaluation and comparison of the effects of hyperbaric oxygen and ozonized oxygen as adjuvant treatments in an experimental osteomyelitis model. *The Journal of Surgical Research, 171*(1), e61–8. doi:10.1016/j.jss.2011.06.029.

Richardson, M., & Lass-Florl, C. (2008). Changing epidemiology of systemic fungal infections. *Clinical Microbiology and Infection: The Official Publication of the European Society of Clinical Microbiology and Infectious Diseases, 14*(Suppl 4), 5–24. doi:10.1111/j.1469-0691.2008.01978.x.

Sandner, A., Henze, D., Neumann, K., & Kosling, S. (2009). Value of hyperbaric oxygen in the treatment of advanced skull base osteomyelitis. (Nutzen der HBO bei der Therapie der fortgeschrittenen Schadelbasisosteomyelitis). *Laryngo- Rhino- Otologie, 88*(10), 641–646. doi:10.1055/s-0029-1214394.

Segal, E., Menhusen, M. J., & Shawn, S. (2007). Hyperbaric oxygen in the treatment of invasive fungal infections: A single-center experience. *The Israel Medical Association Journal: IMAJ, 9*(5), 355–357.

Shandley, S., Matthews, K. P., Cox, J., Romano, D., Abplanalp, A., & Kalns, J. (2012). Hyperbaric oxygen therapy in a mouse model of implant-associated osteomyelitis. *Journal of Orthopaedic Research: Official Publication of the Orthopaedic Research Society, 30*(2), 203–208. doi:10.1002/jor.21522; 10.1002/jor.21522.

Soh, C. R., Pietrobon, R., Freiberger, J. J., Chew, S. T., Rajgor, D., Gandhi, M., Shah, J., & Moon, R. E. (2012). Hyperbaric oxygen therapy in necrotising soft tissue infections: A study of patients in the United States nationwide inpatient sample. *Intensive Care Medicine, 38*(7), 1143–1151. doi:10.1007/s00134-012-2558-4.

Sokol-Anderson, M. L., Brajtburg, J., & Medoff, G. (1986). Amphotericin B-induced oxidative damage and killing of candida albicans. *The Journal of Infectious Diseases, 154*(1), 76–83.

Soudry, E., Hamzany, Y., Preis, M., Joshua, B., Hadar, T., & Nageris, B. I. (2011). Malignant external otitis: Analysis of severe cases. *Otolaryngology–Head and Neck Surgery: Official Journal of American Academy of Otolaryngology-Head and Neck Surgery, 144*(5), 758–762. doi:10.1177/0194599810396132.

Tiemann, A., Diefenbeck, M., Muckley, T., & Hofmann, G. O. (2008). Use of hyperbaric oxygenation in the therapy of osteitis – Are there any new aspects? (Hyperbare Sauerstofftherapie in der Osteitisbehandlung–Gibt es Neuigkeiten?) *Zentralblatt Für Chirurgie, 133*(4), 396–397. doi:10.1055/s-2008-1076892.

Tragiannidis, A., & Groll, A. H. (2009). Hyperbaric oxygen therapy and other adjunctive treatments for zygomycosis. *Clinical Microbiology and Infection: The Official Publication of the European Society of Clinical Microbiology and Infectious Diseases, 15*(Suppl 5), 82–86. doi:10.1111/j.1469-0691.2009.02986.x.

Ustin, J. S., & Malangoni, M. A. (2011). Necrotizing soft-tissue infections. *Critical Care Medicine, 39*(9), 2156–2162. doi:10.1097/CCM.0b013e31821cb246.

Veltkamp, R., Siebing, D. A., Sun, L., Heiland, S., Bieber, K., Marti, H. H., Nagel, S., Schwab, S., & Schwaninger, M. (2005). Hyperbaric oxygen reduces blood-brain barrier damage and edema after transient focal cerebral ischemia. *Stroke; A Journal of Cerebral Circulation, 36*(8), 1679–1683. doi:10.1161/01.STR.0000173408.94728.79.

Wagner, F. (2000). Opportunistic fungal infections: Diagnosis and therapy. *Z Herz- Thorax-Gefaeßchir, 14*(3), 131–133.

Wilkinson, D., & Doolette, D. (2004). Hyperbaric oxygen treatment and survival from necrotizing soft tissue infection. *Archives of Surgery (Chicago, Ill.: 1960), 139*(12), 1339–1345. doi:10.1001/archsurg.139.12.1339.

Yu, W. K., Chen, Y. W., Shie, H. G., Lien, T. C., Kao, H. K., & Wang, J. H. (2011). Hyperbaric oxygen therapy as an adjunctive treatment for sternal infection and osteomyelitis after sternotomy and cardiothoracic surgery. *Journal of Cardiothoracic Surgery, 6,* 141. doi:10.1186/1749-8090-6-141.

Zimmerli, W., & Fluckiger, U. (2004). Classification and microbiology of osteomyelitis. (Verlaufsformen und Mikrobiologie der bakteriellen Osteomyelitis). *Der Orthopade, 33*(3), 267–272. doi:10.1007/s00132-003-0604-1.